MANUEL PRATIQUE

DE

L'INSPECTEUR DES PHARMACIES

OU

RÉPERTOIRE GÉNÉRAL

DES ATTRIBUTIONS ET DES DEVOIRS DES COMMISSIONS D'INSPECTION

COMPRENANT

1° LA LÉGISLATION PHARMACEUTIQUE

CONCERNANT L'EXERCICE DE LA PHARMACIE, LES PRÊTE-NOMS,
LES REMÈDES SECRETS, L'EXERCICE ILLÉGAL;

2° DES INSTRUCTIONS

SUR LA MANIÈRE DE FAIRE LES VISITES CHEZ LES PHARMACIENS, MÉDECINS,
DROGUISTES, ÉPICIERS, VÉTÉRINAIRES, HERBORISTES;

3° DES TABLEAUX SYNOPTIQUES

POUR L'ESSAI RAPIDE ET PRATIQUE DES MÉDICAMENTS
ET DES SUBSTANCES ALIMENTAIRES;

4° DES MODÈLES DE RAPPORTS

DE TOUS LES ACTES EN MATIÈRE D'INSPECTION DES PHARMACIES;

PAR

Edmond DUPUY

Pharmacien de 1re classe, ancien interne des hôpitaux de Paris,
licencié en droit, Membre du Conseil d'hygiène,
inspecteur des pharmacies de l'arrondissement de Cognac,

ET

Émile RIGARD

Docteur en médecine de la Faculté de Paris,
Lauréat (Médaille d'or) de l'Académie de médecine,
Vice-président du Conseil central d'hygiène publique de la Charente,
inspecteur des pharmacies de l'arrondissement d'Angoulême.

PARIS

ADRIEN DELAHAYE ET Cie, ÉDITEURS

PLACE DE L'ÉCOLE-DE-MÉDECINE

MANUEL PRATIQUE

DE

L'INSPECTEUR DES PHARMACIES

8586-80. CORBEIL, Typ. et stér. CRÉTÉ

MANUEL PRATIQUE

DE

L'INSPECTEUR DES PHARMACIES

OU

RÉPERTOIRE GÉNÉRAL

DES ATTRIBUTIONS ET DES DEVOIRS DES COMMISSIONS D'INSPECTION

COMPRENANT

1° LA LÉGISLATION PHARMACEUTIQUE

CONCERNANT L'EXERCICE DE LA PHARMACIE, LES PRÊTE-NOMS, LES REMÈDES SECRETS, L'EXERCICE ILLÉGAL.

2° DES INSTRUCTIONS

SUR LA MANIÈRE DE FAIRE LES VISITES CHEZ LES PHARMACIENS, MÉDECINS DROGUISTES, ÉPICIERS, VÉTÉRINAIRES, HERBORISTES.

3° DES TABLEAUX SYNOPTIQUES

POUR L'ESSAI RAPIDE ET PRATIQUE DES MÉDICAMENTS ET DES SUBSTANCES ALIMENTAIRES.

4° DES MODÈLES DE RAPPORTS

DE TOUS LES ACTES EN MATIÈRE D'INSPECTION DES PHARMACIES.

PAR

Edmond DUPUY

Pharmacien de 1re classe, ancien interne des hôpitaux de Paris,
Licencié en droit, Membre du Conseil d'hygiène,
Inspecteur des pharmacies de l'arrondissement de Cognac.

ET

Émile RICARD

Docteur en médecine de la Faculté de Paris,
Lauréat (Médaille d'or) de l'Académie de médecine,
Vice-président du Conseil central d'hygiène publique de la Charente,
Inspecteur des pharmacies de l'arrondissement d'Angoulême.

PARIS

V. ADRIEN DELAHAYE ET Cie, ÉDITEURS

PLACE DE L'ÉCOLE-DE-MÉDECINE

1880

A MONSIEUR CHATIN

DIRECTEUR DE L'ÉCOLE SUPÉRIEURE DE PHARMACIE DE PARIS
MEMBRE DE L'INSTITUT
MEMBRE DE L'ACADÉMIE DE MÉDECINE
OFFICIER DE LA LÉGION D'HONNEUR

MONSIEUR,

En daignant nous permettre de vous dédier cet ouvrage, vous nous avez donné une marque de bienveillance dont nous sommes profondément honorés; nous vous en exprimons notre reconnaissance, et vous prions d'agréer l'hommage de notre respectueux dévouement.

ED. DUPUY.
E. RICARD.

PRÉFACE

En publiant cet ouvrage, notre but a été d'offrir à nos collègues un résumé pratique de toutes les connaissances qui leur sont nécessaires pour remplir d'une manière exacte, complète et méthodique leurs délicates et importantes fonctions.

Nous osons espérer que son utilité sera appréciée non seulement par les Inspecteurs, dont il guidera la marche et facilitera les travaux, mais encore par les pharmaciens, les médecins, les droguistes, les vétérinaires, et enfin par les fonctionnaires de l'ordre administratif, chargés de l'organisation des Commissions d'inspection.

Nous pensons aussi qu'il pourra être consulté

avec avantage par les magistrats, qui y trouveront un résumé précis de la législation et de la jurisprudence sur toutes les questions relatives aux délits commis en matière de police médicale, qu'ils sont chargés de poursuivre et de réprimer dans l'intérêt de la santé publique.

MANUEL PRATIQUE

DE

L'INSPECTEUR DES PHARMACIES

DE L'INSPECTION DES PHARMACIES

Historique. — L'origine de l'inspection des pharmacies est très ancienne ; elle remonte à un édit de 1352 qui prescrivait la nomination de six gardes assermentés chargés de visiter trois fois par année les laboratoires des pharmaciens.

Cette inspection, prescrite depuis par l'art. 29 de la loi du 21 germinal an XI, faite autrefois par les jurys médicaux, est placée aujourd'hui dans les attributions des conseils d'hygiène.

Organisation. — La réorganisation de ce service d'inspection a été réglée par un décret du 23 mars 1859 ainsi conçu :

« Napoléon, par la grâce de Dieu et la volonté nationale, Empereur des Français, à tous présents et à venir, salut.

« Sur le rapport de notre Ministre secrétaire d'État au département de l'agriculture, du commerce et des travaux publics,

« Vu les lois des 16-24 août 1790 et des 19-22 juillet 1791 ;

« Vu les lois du 19 ventôse et du 21 germinal an XI ;

« Vu l'arrêté du gouvernement du 25 thermidor même année ;

« Vu les lois annuelles du budget des recettes;

« Vu la loi du 14 juin 1854, et le décret portant règlement d'administration publique du 22 août suivant ;

« Notre conseil d'État entendu, avons décrété et décrétons ce qui suit :

« Art. 1. — L'inspection des officines des pharmaciens et des magasins des droguistes, précédemment exercée par les jurys médicaux, est attribuée aux conseils d'hygiène publique et de salubrité ; la visite en sera faite, au moins une fois par an, dans chaque arrondissement, par trois membres de ces conseils désignés spécialement par arrêté du préfet.

« Art. 2. — Les écoles supérieures de pharmacie de Paris, de Strasbourg et de Montpellier, continueront à remplir, en ce qui concerne la visite des officines des pharmaciens et des magasins des droguistes, les attributions qui leur ont été conférées par l'art. 29 de la loi du 21 germinal an XI.

« Art. 3. — Il sera pourvu au payement des frais de ces inspections conformément aux lois et règlements en vigueur.

« Art. 4. — Notre Ministre, secrétaire d'État au ministère de l'agriculture, du commerce et des travaux publics, est chargé de l'exécution du présent décret.

« *Signé :* NAPOLÉON. »

Composition. — La commission d'inspection, dont les membres prennent le titre d'*Inspecteurs de la pharmacie*, est désignée annuellement par arrêté préfectoral. Elle se compose d'un docteur en médecine et de deux pharmaciens ; ou d'un docteur en médecine, d'un pharmacien et d'un chimiste choisis parmi les membres du conseil d'hygiène de l'arrondissement. La question s'est élevée de savoir si les pharmaciens de seconde classe, membres du conseil d'hygiène, pouvaient faire partie d'une commission d'inspection. — Une circulaire ministérielle du 30 octobre 1859, signée Rouher, dit à ce sujet : « L'administration ne saurait, sans blesser de légitimes susceptibilités, sans affaiblir l'effet des visites, et en compromettre, jusqu'à un certain point, le résultat, appeler des pharmaciens d'un ordre inférieur à contrôler les opérations d'autres pharmaciens reçus par les écoles supérieures. » Les pharmaciens pourvus du diplôme de première classe doivent donc toujours être préférés pour les fonctions d'inspecteurs de la pharmacie, à moins de circonstances tout à fait exceptionnelles, qui seront préalablement soumises à l'appréciation du ministre.

Donc, en règle générale, tout en conservant la faculté de faire entrer dans les conseils d'hygiène et dans les commissions d'inspection, les pharmaciens de seconde classe qui se recommandent par des études et des travaux spéciaux, le choix des préfets doit se porter préférablement, sur les pharmaciens de première classe reçus dans les écoles supérieures de pharmacie.

Attributions générales. — Les attributions des inspecteurs sont réglées par l'art. 29 de la loi du 21 germinal an XI, par l'art. 42 de l'arrêté du 25 thermidor an XI, et par les diverses ordonnances et circulaires concernant la police médicale.

1° La commission doit visiter les pharmacies, drogueries et épiceries, ainsi que les herboristeries (art. 46 du 25 thermidor an XI).

2° Elle doit étendre ses visites aux officiers de santé, aux vétérinaires, aux maréchaux experts qui, pour l'exercice de leur art, tiennent chez eux des drogues et des médicaments.

3° Elle profitera de sa tournée, pour vérifier la qualité des substances alimentaires tenues par les épiciers et droguistes.

4° Elle doit s'assurer de l'exécution des diverses instructions sur la salubrité publique et la police médicale, dont il sera parlé dans le cours de ce travail.

5° Elle doit rechercher les établissements se livrant à l'exercice illégal de la pharmacie.

Par qui la commission doit être accompagnée. — La commission doit être assistée, dans ses opérations, par le commissaire de police de chaque localité, ou par le maire ou l'adjoint de la commune, dans le cas où il n'existerait pas de commissaire de police. Un arrêt de la Cour de cassation du 28 mars 1862 a décidé, que la visite du jury médical était illégale et le procès-verbal nul, si le jury n'était pas assisté du commissaire de police. Cet arrêt est ainsi conçu : « Attendu que les membres du jury médical n'étaient pas assistés du commissaire de police ; que de la combinaison des art. 29, 30, 31 de la loi de germinal, et de l'art. 42 du règlement du 25 thermidor, il résulte que les visites annuelles qui doivent être faites par les membres du jury médical, à l'effet de vérifier la qualité des drogues et médicaments, ne peuvent être opérées régulièrement, qu'avec l'assistance d'un commissaire de police, que cette prescription est absolue, et qu'en l'absence du fonctionnaire dont l'assistance est exigée par la loi le sieur L... *a eu le droit de se refuser à une visite qui n'aurait pas été légalement accomplie.* »

Nécessité de la présence de l'officier public. — En vertu de cet arrêt, les pharmaciens, droguistes, épiciers et autres, peuvent refuser l'entrée de leur maison à une commission d'inspection venant faire la visite prescrite par la loi de germinal, si cette commission n'est pas régulièrement composée.

Il est donc très important, pour éviter toutes difficultés, que les inspecteurs se fassent assister dans leurs visites par les commissaires, maires ou adjoints des communes qu'ils vont inspecter.

Lorsqu'une commission irrégulièrement composée est admise cependant à visiter les pharmacies, drogueries et épiceries, les rapports dressés par elle ont-ils une valeur quelconque, ou sont-ils complètement inefficaces? Il est de jurisprudence constante (arrêts de la Cour de cassation du 7 novembre 1836, du 7 juin 1850; jugement du tribunal d'Angoulême du 9 août 1879), que lorsqu'un rapport est irrégulier, le fait qu'il a constaté n'en peut pas moins être prouvé par toutes les voies de droit, sauf aux juges à avoir tel égard que de raison à ce rapport, qui ne vaut pas comme rapport officiel, mais qui vaut comme simple document.

C'est ce que la Cour de cassation a jugé par l'arrêt du 7 juin 1850, où elle décide que, lorsqu'une visite irrégulièrement faite par les membres de l'école de pharmacie a amené la découverte de contraventions, les juges peuvent statuer, d'après l'instruction et les débats.

Valeur du rapport dressé par la commission régulièrement ou irrégulièrement composée. — Par suite, la commission d'inspection se rappellera :

A. Que si elle est accompagnée dans ses visites par un commissaire de police, un maire ou un adjoint : 1° elle doit être reçue par tous les assujettis chez lesquels elle se présente. — (Si un assujetti refusait l'entrée de sa maison, procès-verbal de ce refus serait dressé par l'officier public, et le récalcitrant serait poursuivi par l'autorité judiciaire conformément à la loi.)

2° Que le rapport dressé par elle est régulier et fait complètement foi.

B. 1° Que si, dans ses visites, elle n'est pas accompagnée par un commissaire de police, un maire ou un adjoint, les assujettis ont le droit de lui refuser l'entrée de leur maison.

2° Et, dans le cas où elle serait reçue par les assujettis, le rapport dressé par elle est irrégulier, et n'a que la valeur d'un simple document.

VISITES CHEZ LES PHARMACIENS

Dans leurs visites chez les pharmaciens, les inspecteurs doivent :

1° *S'assurer si le pharmacien est reçu.* A cet effet ils demanderont à voir le diplôme.

2° Dans le cas où la pharmacie serait tenue par la veuve d'un pharmacien, *veiller à ce que les prescriptions de l'art. 41 de l'arrêté du 25 thermidor an XI soient rigoureusement observées.*

Art. 41 de l'arrêté du 25 thermidor an XI. — « Au décès d'un pharmacien, la veuve pourra continuer de tenir son officine ouverte pendant un an, à condition de présenter un élève âgé d'au moins 22 ans à l'école, dans les villes où il en sera établi, au jury de son département s'il est rassemblé, ou aux quatre pharmaciens agrégés au jury par le préfet, si c'est dans l'intervalle des sessions de ce jury. L'école, ou le jury, ou les quatre pharmaciens agrégés, s'assureront de la moralité et de la capacité du sujet, et désigneront un pharmacien pour surveiller et diriger toutes les opérations de son officine. L'année révolue, il ne sera plus permis à la veuve de tenir son officine ouverte. »

M. Dorvault dans son *Officine*, et M. Trébuchet dans son *Code médico-pharmaceutique*, pensent qu'il y a lieu d'appliquer des dispositions analogues au pharmacien lui-même, lorsqu'une raison majeure (maladie grave, long voyage), l'empêche de s'occuper de sa pharmacie.

3° *S'assurer si la pharmacie n'est pas dirigée par un prête-nom.* — A cet effet, ils vérifieront si le pharmacien titulaire est propriétaire de la pharmacie, si le bail de l'officine est porté à son nom, s'il a sa résidence dans l'établissement, s'il dirige personnellement les opérations de l'officine, et si c'est bien lui, particulièrement, qui tient la clef des poisons où doivent être conservées les substances vénéneuses.

Prête-noms. — Lorsque les inspecteurs découvrent qu'une pharmacie est gérée par *un prête-nom*, c'est-à-dire par un pharmacien qui consent, pour un salaire quelconque, à diriger une officine appartenant à une personne non munie d'un diplôme, ils devront constater cette infraction contre la loi, qui veut qu'une pharmacie ne puisse être gérée que par son propriétaire, et qui exige que le diplôme et la propriété de l'officine reposent sur la même tête.

La location d'un diplôme faite par un pharmacien,

quel que soit le prétexte sur lequel elle s'appuie, quel que soit le manteau sous lequel elle s'abrite, est sévèrement prohibée, parce qu'elle n'offre à la société qu'une garantie insuffisante, et qu'elle peut favoriser une honteuse spéculation.

Lorsqu'un pharmacien légalement reçu n'est que le prête-nom du propriétaire, ou du soi-disant associé de la pharmacie, c'est ce dernier qui se rend coupable du délit d'exercice illégal de la pharmacie ; il est bien évident que le pharmacien ne peut être poursuivi pour exercice illégal (voir à ce sujet jugement du tribunal de la Seine, du 21 février 1860, rapporté page 941, *Briand et Chaudé*) ; mais il peut être poursuivi *pour complicité d'exercice illégal*, pour avoir, en prêtant son nom, fourni le moyen de commettre le délit. Ces poursuites ont eu lieu fréquemment, ainsi que cela résulte des nombreux arrêts des cours de Paris, Rouen, etc., rapportés dans Dalloz, article *Prête-nom*.

4° *Rechercher si les pharmaciens ne font pas, dans leurs officines, un autre commerce que celui des drogues ou des préparations médicinales.* — En effet, l'art. 32 de la loi de germinal, défend aux pharmaciens d'exercer dans les mêmes lieux, un autre commerce que celui des drogues et des préparations médicinales.

Cette prohibition était déjà formulée dans l'art. 4 de la déclaration du roi, du 25 avril 1777, à peine d'amende et de confiscation. On a soutenu, et il a été jugé par la Cour de cassation, que cet article 4 était abrogé, et qu'aucune peine ne pouvait être prononcée aujourd'hui. Mais la jurisprudence nouvelle tend à considérer l'ancienne législation comme n'étant pas abrogée ; on n'admet pas, cependant, que l'on puisse encore, comme le prescrivait l'art. 4 de la déclaration, confisquer toutes les marchandises servant au commerce étranger à la pharmacie. La peine à appliquer, dans ce cas, serait une amende de simple police. Toutefois, rien n'empêche les pharmaciens d'avoir deux magasins, l'un pour la pharmacie, l'autre pour tout autre commerce; des pharmaciens, par exemple, font le commerce de l'épicerie, d'autres le commerce des liqueurs ; mais alors ils deviennent, quant à ces deux commerces, assujettis aux formalités imposées aux épiciers et aux liquoristes.

5° *S'enquérir si les pharmaciens ont des dépôts de médicaments hors de leur pharmacie.* — Les pharmaciens étant tenus de surveiller, personnellement, la préparation et la vente des médicaments, il ne leur est pas permis d'établir des dépôts hors de leur officine, et d'en confier la vente à des étrangers. Ceux-ci se rendraient coupables d'exercice illégal de la pharmacie (Cassation, 11 août 1838); et les pharmaciens pourraient être considérés comme leurs complices.

6° *Rechercher si les pharmaciens possèdent deux pharmacies situées dans des locaux séparés, ou dans des localités différentes.* — Comme il est impossible à un pharmacien d'exercer en même temps une surveillance assez active et assez rigoureuse sur chaque officine, de se conformer aux dispositions de la loi relative à la vente des substances vénéneuses, le Comité de l'intérieur et diverses cours ont arrêté qu'un pharmacien ne peut avoir deux pharmacies.

7° *Vérifier si les pharmaciens se conforment, pour la composition des médicaments qu'ils doivent exécuter et tenir dans leurs officines, aux formules insérées et décrites dans le Codex, conformément à l'art.* 32 *de la loi du* 21 *germinal an XI.* — On comprend combien il est important que tous les médicaments que le pharmacien détient, soient partout préparés de la même façon, de manière que l'on sache avec certitude quel est le médicament dont on fait usage. Il est *donc nécessaire que tous les pharmaciens possèdent le Codex*, dont la dernière édition de 1866 est devenue obligatoire depuis le 1er janvier 1867. Tous les pharmaciens exerçant, même ceux attachés à un établissement public, sont tenus d'avoir chez eux un exemplaire du *Codex*, et de s'y conformer. Cet exemplaire doit être revêtu d'estampilles qui empêchent la contrefaçon dont la répression est confiée à la vigilance du ministère public (Ordonnance du 8 août 1816, art. 2 et 3).

8° *Examiner le livre-copie d'ordonnances qui, dans la plupart des pharmacies, sert en même temps de livre de poisons;* afin de s'assurer de l'exécution de l'ordonnance du roi, du 26 octobre 1846, de la circulaire du préfet de police du 5 janvier 1847, et du décret du 8 juillet 1850 sur la vente des substances vénéneuses.

Le registre des poisons doit être régulièrement tenu, conformément à l'art. 3 de l'ordonnance du 29 octobre 1846, ainsi conçu : « Tous achats ou ventes de substances vénéneuses seront inscrits sur un registre spécial, coté et parafé par le maire ou par le commissaire de police. Les inscriptions seront faites de suite et sans aucun blanc, au moment même de l'achat ou de la vente, elles indiqueront l'espèce et la quantité de substances achetées ou vendues, ainsi que les noms, professions, domiciles, des vendeurs et acheteurs. »

A ce sujet, il importe de signaler un arrêt de la Cour de cassation du 21 février 1856, qui dispense les pharmaciens de faire mention, sur leurs registres, des noms des malades auxquels ils auraient délivré des médicaments toxiques, sur ordonnances de médecins. Cette exception faite en faveur des pharmaciens, semble avoir eu pour but d'empêcher certaines indiscrétions qui pourraient se commettre de la part des élèves de la pharmacie, et qui quelquefois amèneraient des conséquences extrêmement fâcheuses.

Les pharmaciens doivent également, pour la tenue de leur livre-copie d'ordonnances servant de livre de poisons, se conformer aux prescriptions du titre 2 de l'ordonnance du 29 octobre 1846, relative à la vente des substances vénéneuses par les pharmaciens, ainsi conçu :

Titre 2 de l'Ordonnance du 29 octobre 1846, relative à la vente des substances vénéneuses par les pharmaciens.

Art. 5. — La vente des substances vénéneuses ne peut être faite, pour l'usage de la médecine, que par les pharmaciens, et sur la prescription d'un médecin, chirurgien, officier de santé, ou d'un vétérinaire breveté. Cette prescription doit être signée, datée, et énoncer en toutes lettres la dose desdites substances, ainsi que le mode d'administration du médicament.

Art. 6. — Les pharmaciens transcriront lesdites prescriptions, avec les indications précédentes, sur un registre établi dans la forme déterminée par le paragraphe 1er de l'art. 3.

Ces transcriptions devront être faites de suite et sans blanc.

Les pharmaciens ne rendront les prescriptions que revêtues de leurs cachets, et après y avoir indiqué le jour où les substances auront été livrées, ainsi que le numéro d'ordre de la transcription sur le registre. Ledit registre sera conservé pendant vingt ans au moins, et devra être présenté à toute réquisition de l'autorité.

Art. 7. — Avant de délivrer la préparation médicale,

le pharmacien y apposera une étiquette indiquant son nom et son domicile, et rappelant la destination interne ou externe des médicaments.

9° *Examiner si les substances vénéneuses sont tenues dans un endroit sûr et fermé à clef*, conformément à l'art. 11, du titre 3, de l'ordonnance du 29 octobre 1846, ainsi conçu : « Les substances vénéneuses doivent être tenues par les pharmaciens dans un endroit sûr et fermé à clef. » Le tableau des substances vénéneuses annexé à l'ordonnance de 1846, ayant donné lieu à de nombreuses réclamations de la part des pharmaciens, et de plusieurs sociétés savantes, a été révisé et réduit par le décret du 8 juillet 1850.

TABLEAU DES SUBSTANCES VÉNÉNEUSES QUI DOIVENT ÊTRE SOUS CLEF DEPUIS LE DÉCRET DU 8 JUILLET 1850.

Acide cyanhydrique.	Émétique.
Alcaloïdes végétaux et leurs sels.	Jusquiame (extrait, teinture).
Arsenic et ses préparations.	Nicotiane.
Belladone (extrait, teinture).	Nitrate de mercure.
Cantharides (poudre, extrait).	Opium et son extrait.
Chloroforme.	Phosphore.
Ciguë (extrait, teinture).	Seigle ergoté.
Cyanure de mercure.	Stramonium (extrait, teinture).
Cyanure de potassium.	Sublimé corrosif.
Digitale (extrait, teinture).	

10° *Vérifier si la circulaire du 25 juin 1855, relative aux étiquettes spéciales pour les médicaments toxiques destinés à l'usage externe, est observée.*

Les pharmaciens sont tenus d'apposer, sur les médicaments toxiques destinés à l'usage externe, une étiquette d'une couleur rouge orangée qui doit porter uniquement les mots : *Médicament pour l'usage externe.*

11° *S'assurer si les élèves de la pharmacie sont régulièrement inscrits, conformément au décret du 15 février 1860, relatif au stage des élèves en pharmacie.*

Ce décret dit que, dans les localités où il n'existe pas d'écoles de pharmacie, c'est au greffe de la justice de paix du canton qu'aura lieu l'inscription. Le droit d'inscription est de 1 franc.

12° *Examiner si le pharmacien remplit toutes les conditions qu'exige l'exercice réel de la pharmacie*, et pour cela voir :

α. Si les pharmacies sont établies dans un local convenable.

β. Si elles renferment les appareils et ustensiles nécessaires pour la bonne préparation des médicaments.

γ. Si elles contiennent les médicaments les plus usuels, tous ceux qui sont marqués d'un astérisque dans la dernière édition du Codex, et qui doivent se trouver dans toutes les pharmacies.

13° *Vérifier la qualité et la pureté des médicaments contenus dans les pharmacies, magasins, laboratoires dépendant de la pharmacie.*

En effet, en vertu de l'art. 29 de la loi du 21 germinal an XI, les pharmaciens sont tenus de représenter les drogues contenues dans ces différents endroits.

Marche de l'examen des médicaments.—1° On doit constater les caractères physiques, organoleptiques et chimiques de chaque médicament.

2° Examiner si le médicament est altéré (c'est-à-dire s'il contient des corps étrangers, dont la présence peut être attribuée à une purification incomplète, ou à une préparation imparfaite).

3° Examiner si le médicament est falsifié (c'est-à-dire, s'il contient des substances étrangères volontairement ajoutées dans un but de fraude et de lucre).

On ne peut pas exiger que les médicaments soient chimiquement purs, comme les réactifs. Ce degré de pureté serait inutile dans la plupart des cas ; mais néanmoins, il ne faut pas que les impuretés dépassent une certaine limite laissée à l'appréciation des inspecteurs; passé ce terme, elles devront être rejetées comme défectueuses, et considérées comme pouvant être nuisibles à la santé publique.

Si les inspecteurs trouvent, dans leur examen, des médicaments altérés ou falsifiés, ils devront indiquer clairement aux pharmaciens, pour quel motif le médicament essayé ne peut pas être regardé comme pur, ou conforme au Codex; ils lui rappelleront que le législateur a établi une pénalité très sévère pour la repression de ces abus, par la loi des 10-19-27 mars 1851 ; et qu'ils s'exposeraient à des poursuites, s'ils vendaient ou détenaient des médicaments impurs ou falsifiés.

Ils les engageront enfin à mettre le plus grand soin à essayer les produits qu'ils tirent du commerce, parce qu'il résulte de divers arrêts, que le vendeur qui, par méprise, leur envoie une substance pour une autre, si cette substance occasionne un empoisonnement suivi de mort, n'est passible d'aucune peine, mais qu'ils sont seuls responsables; qu'en outre, ayant titre de capacité, ils ne peuvent invoquer leur ignorance des qualités que doivent présenter les substances et produits qu'ils achètent.

Il existe, dans le Codex, une lacune très grave qui a été souvent signalée par les auteurs, et que nous avons également déplorée; c'est de ne pas y trouver, à la suite de chaque produit ou composition pharmaceutique, la description des caractères physiques, organoleptiques et chimiques, qu'il doit présenter pour réaliser un médicament légal. Et pour les médicaments chimiques, ne devrait-on pas aussi trouver à la suite de chaque produit, dans un livre qui a un caractère officiel comme le Codex, un mode d'essai précis, qui démontre d'une manière certaine, qu'il ne contient aucune substance étrangère et surtout toxique.

En attendant que cette lacune du livre officiel soit comblée, nous allons présenter quelques instructions sommaires, sur l'essai pratique des médicaments pharceutiques et chimiques qui doivent se trouver dans toutes les pharmacies, et qui sont marqués d'un astérisque dans le Codex.

Nous inspirant de la pensée du célèbre grammairien Lemare : « *Les tableaux scientifiques sont comme des livres toujours ouverts à la page qu'on veut lire*, » nous avons disposé ces instructions en tableaux synoptiques.

Cet essai pratique, qui n'a pas la prétention de remplacer les nombreux et remarquables traités de falsifications auxquels il faudra toujours recourir, lorsqu'on voudra faire une analyse complète d'un corps, permettra aux inspecteurs de s'assurer rapidement de la pureté relative des médicaments contenus dans les pharmacies.

Ces tableaux synoptiques sont divisés en trois chapitres.

Dans le premier intitulé : *Préparations pharmaceutiques*, nous traitons, en suivant l'ordre alphabétique, des préparations spécialement pharmaceutiques.

Dans le deuxième intitulé : *Médicaments chimiques*, nous traitons, en suivant l'ordre alphabétique, des médicaments chimiques les plus employés.

Dans le troisième intitulé : *Substances simples*, nous traitons de l'essai des principales substances simples employées en pharmacie.

Il suffit de jeter un coup d'œil rapide sur l'un de ces tableaux, pour comprendre combien il est facile, en les observant, de s'assurer rapidement de la pureté de la substance que l'on désire analyser.

CHAPITRE PREMIER

Préparations pharmaceutiques

NOMS	CARACTÈRES	MÉTHODE D'ESSAI	RÉSULTAT DE L'ESSAI	NATURE DE LA PRÉPARATION	
				PURE ou conforme au Codex	IMPURE non conforme au Codex
Alcoolat de romarin.	Odeur de romarin. — Doit être préparé avec la plante fraîche.	Mélangé avec de l'eau.	Blanchit faiblement. Blanchit fortement.	Conforme.	Non conforme, préparé par dissolution d'huile volatile dans l'alcool.
Baume de Fioraventi.	Odeur marquée de styrax et d'élémi. — Incolore et marquant 86° à l'alcoomètre centésimal.	Mélangé avec de l'eau.	Blanchit fortement.	Conforme.	
Alcoolat de mélisse.	Odeur de mélisse. — Marque 80° à l'alcoomètre centésimal.	Mélangé avec de l'eau.	Blanchit fortement.	Conforme.	
Alcoolat vulnéraire.	Odeur aromatique. — Doit marquer 72° centésimaux.	Mélangé avec de l'eau.	Blanchit fortement.	Conforme.	
Axonge.	Doit être blanche, fraîche et sans odeur. — Le Codex proscrit l'axonge balsamique ou benzoïnée, comme excipient de la plupart des pommades magistrales. — Le pharmacien doit donc toujours en avoir dans son officine.				
Baume tranquille.	Il a une couleur verte par réflexion, et une couleur rouge par réfraction.	On le mélange dans un tube à essai avec une solution de potasse.	Le mélange devient bleu verdâtre. Le mélange prend une couleur gris sale tirant sur le jaune.	Conforme.	Non conforme, ci la couleur verte est due à un mélange de curcuma et d'indigo.
Cérat.	Blanc, onctueux — homogène — d'une consistance de crème épaissie et présentant une faible odeur de rose.	On le mélange dans un tube à essai avec une solution forte et alcoolique de potasse (Roucher).	Le mélange est incomplètement dissous. Le mélange est complètement dissous.	Conforme et fait avec cire d'abeilles.	Non conforme, et le cérat est fait avec de la cire végétale.
Eaux distillées.	Elles doivent avoir une odeur franche de la substance ou de la plante qui a servi à les préparer. Elles ne doivent pas contenir de matières floconneuses en suspension, ce qui indiquerait une altération plus ou moins profonde, causée par des plantes confervoïdes microscopiques, qui s'y développent sous l'influence de la chaleur, de l'air et de la lumière.				

Préparations pharmaceutiques (*Suite*).

NOMS	CARACTÈRES	MÉTHODE D'ESSAI	RÉSULTAT DE L'ESSAI	NATURE DE LA PRÉPARATION	
				PURE ou conforme au Codex	IMPURE non conforme au Codex
Eau de fleurs d'oranger.	Limpide — incolore — d'une saveur et d'une odeur agréables.	1° On la traite dans un tube à essai par le réactif de Gobley fait avec :	Il se produit une coloration rose.	Fraîche, preparée avec fleurs.	
		Acide sulfurique... 1 partie. Acide azotique.... 2 — Eau........... 3 —	Il ne se produit pas de coloration rose.	....	Ancienne ou préparée avec feuilles.
		2° On mélange dans un tube à essai 5 gr. envir. d'eau de fleurs d'oranger avec un peu d'hydrogène sulfuré.	Pas de coloration.	Pure.	
			Coloration ou précipité noir.	....	Impure. — contient substances métalliques cuivre ou plomb.
Eau distillée.	Incolore, — inodore, — insipide, — ne doit se troubler ni par l'oxalate d'ammoniaque, ni par l'azotate d'argent, ni par le chlorure de baryum, ni par le chlorure d'or.	On traite l'eau distillée par les réactifs suivants :			
		Oxalate d'ammoniaque	Précipité blanc......	....	Impure (chaux).
		Azotate d'argent....	Précipité blanc......	....	— (chlorures).
		Chlorure de baryum..	Précipité blanc......	....	— (sulfates).
		Chlorure d'or.......	Coloration violette...	....	— (matières organiques).
Extraits.	Ils doivent avoir la consistance prescrite. Ils sont toujours colorés en brun ou en vert, et non pas en noir, comme cela arrive pour les extraits préparés à feu nu. Ils doivent aussi avoir l'odeur et la saveur de la substance qu'ils représentent, et surtout ne pas avoir d'odeur empyreumatique. Leur surface doit être lisse et non grumeleuse ; elle ne doit pas être couverte de moisissures, ni soulevée par des bulles de gaz, indice de fermentation. — Ils doivent être conservés dans des vases fermés et placés dans un endroit sec.	Il est difficile de reconnaître les falsifications qu'on leur fait subir, il faut surtout recourir à l'examen de leurs propriétés organoleptiques (odeur, couleur, saveur). On en distingue deux sortes : EXTRAITS AQUEUX. — Solubles dans l'eau, sans laisser de résidu appréciable. EXTRAITS ALCOOLIQUES. — Insolubles dans l'eau, solubles dans l'alcool à 60°.			
Extrait d'opium.	Odeur prononcée d'opium.	On dissout 0gr,05 de l'extrait à essayer dans 25 gr. d'eau distillée, et on ajoute quelques gouttes de la solution d'iodure cadmi-potassique que l'on prépare de la manière suivante : Solution d'iodure cadmi-potassique : Eau distillée..... 50gr00 Iodure de potassium. 2 50 — de cadmium.. 2 80	Il se produit un trouble manifeste et au bout de quelque temps un précipité.	Conforme.	
			La liqueur blanchit et ne donne pas de précipité.	....	Non conforme, l'extrait est préparé avec un opium contenant 3 ou 4 °/o de morphine au maximum, et par suite de mauvaise qualité.

Préparations pharmaceutiques (*Suite*).

NOMS	CARACTÈRES	MÉTHODE D'ESSAI	RÉSULTAT DE L'ESSAI	NATURE DE LA PRÉPARATION: PURE ou conforme au Codex	NATURE DE LA PRÉPARATION: IMPURE non conforme au Codex
Extrait de quinquina jaune.	Pas d'odeur, saveur amère.	On dissout 0gr,10 d'extrait dans 30 gr. d'eau distillée, et on ajoute quelques gouttes de la solution cadmi-potassique. (Lepage et Patrouillard.)	Il se produit un précipité abondant.	Conforme.	
			La liqueur blanchit ou ne donne pas de précipité.	....	Non conforme — L'extrait est préparé avec un quinquina qui, au lieu de contenir 25 à 30 gr. d'alcaloïdes par kilog., n'en renfermerait que 10 à 12 gr. ou une quantité moindre.
Farine de lin.	Jaune. — Odeur *sui generis*. — Saveur un peu sucrée. — Tache le papier au bout d'un instant.	Délayée dans l'eau, on lui ajoute quelques gouttes de teinture d'iode.	La farine prend une légère teinte bleue, ou pas de coloration.	Conforme.	
			La farine prend une teinte bleue très foncée. *N. B.* — Il faut que la coloration bleue soit très évidente, parce que le lin contient lui-même un peu d'amidon, et qu'il est souvent mélangé de substances étrangères (*Spergula arvensis*, *Lobium perenne*), qui se pulvérisent avec lui et y introduisent cette fécule.	....	Impure et contient du son.
Farine de moutarde.	Jaune verdâtre. — Saveur piquante. — Lorsqu'on la délaye dans l'eau froide, elle présente une odeur forte, si elle est fraîche. — Ce caractère est très important, car il a été démontré, que la myrosine ou ferment sinapique peut s'altérer et être détruit, dans la graine broyée depuis un certain temps.	Délayée dans l'eau, on lui ajoute quelques gouttes de teinture d'iode.	Pas de coloration.	Conforme.	
			Coloration bleue.	....	Impure et contient fécule.
		On la délaye dans l'eau bouillante et on lui ajoute quelques gouttes d'une solution de potasse.	Pas de coloration.	Conforme.	
			Coloration rouge.	....	Impure et contient curcuma employé pour donner à la farine une teinte brillante.
Laudanum de Sydenham.	Liquide dense, de couleur brune. — Odeur de safran. — Donne à l'eau une belle teinte jaune qui est encore sensible lorsqu'on en met une goutte dans 100 gr. d'eau.	On mélange 1 gr. de laudanum avec 30 gr. d'eau distillée et on ajoute quelques gouttes de solution d'iodure cadmi-potassique. (Lepage et Patrouillard.)	Trouble immédiat, et au bout de quelque temps précipité floconneux abondant.	Conforme.	
			La liqueur blanchit à peine.	....	Non conforme, et le laudanum est préparé avec de l'opium pauvre en alcaloïdes et en contenant 3 ou 4 %.

Préparations pharmaceutiques (*Suite*).

NOMS	CARACTÈRES	MÉTHODE D'ESSAI	RÉSULTAT DE L'ESSAI	NATURE DE LA PRÉPARATION — PURE ou conforme au Codex	NATURE DE LA PRÉPARATION — IMPURE non conforme au Codex
Miel rosat.	Couleur rouge foncé. — Odeur de roses rouges. — Dissous dans l'eau il est coloré : *En jaune-brun* par la potasse; *En noir* par le perchlorure de fer.	Traité dans un tube à essai par quelques gouttes d'acide sulfurique. (Lepage.)	Au bout de quelques minutes il se prend en une gelée ferme couleur framboise.	Conforme.	
			Ne se prend pas en gelée.	....	Non conforme et ne contient que la moitié des roses indiquées au Codex.
Plantes médicinales.	On trouve souvent, dans les pharmacies ou drogueries, des plantes ou parties de plantes laissant beaucoup à désirer, soit à cause de la manière dont elles ont été récoltées, séchées ou conservées, soit à cause de leur extrême vétusté.	Les racines vermoulues et les feuilles et fleurs décolorées, devenues brunes et noires, doivent être rejetées, car, arrivées à cet état d'altération profonde, elles ont perdu toutes leurs vertus médicinales.			Doivent être rejetées.
Pommade ou onguent populeum.	Couleur verte. — Possède une odeur marquée de bourgeons de peupliers. — Traitée avec quelques gouttes de sous-acétate de plomb, elle prend une *belle couleur jaune*, réaction due à un principe particulier contenu dans les bourgeons de peuplier.	Liquéfiée au bain-marie dans un tube à essai, on l'additionne de quelques gouttes de potasse et on laisse refroidir.	La couleur verte n'est pas sensiblement modifiée.	Conforme.	
			La couleur est rouge-brun.	....	Non conforme et coloré avec un mélange d'indigo et de curcuma.
Poudres médicinales.	Examen difficile à faire. — Se rapporter aux caractères organoleptiques. — Odeur. — Saveur. — Couleur.				
Poudre d'ipéca.	Odeur nauséeuse caractéristique.	On fait macérer 0gr,50 de poudre dans 30 gr. d'eau distillée et on ajoute la solution d'iodure cadmi-potassique.	Trouble manifeste.	Conforme.	
			Trouble très faible.	....	Poudre douteuse.
Poudre de quinquina jaune.	Inodore. — Jaune. — Saveur prononcée.	On délaye 1 gr. de poudre dans 10 gr. d'eau distillée contenant quelques gouttes d'acide sulfurique; on laisse, en contact 2 h. en agitant, puis on ajoute 70 gr. d'eau; on laisse en contact quelque temps en agitant; on laisse déposer et on filtre. — On verse dans la liqueur filtrée de l'iodure cadmi-potassique.	Il se produit un trouble abondant, et au bout de quelques heures, un précipité floconneux.	Conforme.	
			Il se produit un léger trouble.	....	Non conforme, et la poudre est préparée avec un quinquina qui, au lieu de contenir 25 à 30 gr. d'alcaloïdes par kil. en contient seulement 10 à 12.

Préparations pharmaceutiques (*Suite*).

NOMS	CARACTÈRES	MÉTHODE D'ESSAI	RÉSULTAT DE L'ESSAI	NATURE DE LA PRÉPARATION — PURE ou conforme au Codex	NATURE DE LA PRÉPARATION — IMPURE non conforme au Codex
Sirops monofamiques ou simples.	Doivent être limpides, transparents et marquer à froid 35° à l'aréomètre.				
Sirop de capillaire.	Il est coloré en jaune-brun assez foncé.	Traité par la potasse.	La couleur jaune est exaltée.	Conforme.	
			La couleur jaune n'est pas exaltée.	....	Non conforme.
		Traité par le perchlorure de fer.	Il est coloré en vert brunâtre.	Conforme.	
			Non coloré en vert brunâtre.	....	Non conforme.
		Traité par la potasse.	Noircit.	....	Non conforme et contient du glucose.
Sirop de codéine.	Incolore. — Inodore. — Transparent.	Traité par l'acide iodique.	Pas de coloration.	Conforme.	
			Coloration jaune.	....	Non conforme. } Contient de la morphine
		Traité par l'acide azotique concentré.	Pas de coloration.	Conforme.	
			Coloration jaune orangé.	....	Non conforme. } Contient de la morphine
Sirops de gomme, groseilles, orgeat.	**Voir Essai des sirops au titre Visite chez les épiciers et droguistes.**				
Sirop d'ipéca.	Couleur jaune-brun assez foncée. — Inodore. — Se trouble par l'iodure cadmi-potassique. — Se colore en vert-brun par le perchlorure de fer.	On mêle 10 gr. de sirop avec 20 gr. d'eau distillée et on essaye par :			
		L'iodure cadmi-potassique;	Pas de trouble.	....	Non conforme; le sirop est préparé avec l'émétique.
		Le perchlorure de fer;	Pas de coloration vert-brun.	....	(id.)
		L'acide sulfhydrique ou le sulfhydrate d'ammoniaque.	Précipité jaune orangé.	....	(id.)
Sirop de quinquina.	Le sirop de quinquina jaune est le sirop *officinal*.	On délaye 10 gr. de sirop dans 30 gr. d'eau et on essaye avec l'iodure cadmi-potassique.	Trouble manifeste, puis précipité floconneux.	Conforme.	
			Trouble non manifeste.	....	Non conforme; le sirop est préparé avec un quinquina pauvre en alcaloïdes.
Sirop de violettes.	Couleur bleu foncé et saveur de violettes caractéristique.	Délayé dans l'eau et traité par la potasse.	Coloration verte.	Conforme.	
			Ne verdit pas.	....	Non conforme; le sirop est fabriqué avec le tournesol et la racine d'iris.

Préparations pharmaceutiques (*Suite*).

NOMS	CARACTÈRES	MÉTHODE D'ESSAI	RÉSULTAT DE L'ESSAI	NATURE DE LA PRÉPARATION PURE ou conforme au Codex	IMPURE non conforme au Codex
Sirops composés ou polyamiques.	Ces sirops doivent être préparés conformément au Codex, mais depuis quelques années certains pharmaciens, dans un but d'économie de travail et d'argent, préparent ces sirops instantanément à l'aide d'extraits fluides dont la composition varie toujours d'une manière très notable, suivant les fournisseurs qui les fabriquent. Les pharmaciens qui acceptent les extraits recommandés par les fabricants, marchent dans une voie très regrettable, et se mettent en opposition avec le Codex, qui est obligatoire pour tous les pharmaciens de France. Il résulte des expériences de MM. Lepage, Falières, Labiche, Aubry, Boiraux, Fontaine que les extraits fluides offerts par le commerce, sont loin de donner des produits identiques à ceux obtenus en suivant les prescriptions du Codex; par conséquent les pharmaciens soucieux de leur réputation ne doivent jamais préparer les sirops composés avec les extraits fluides, mode défectueux et absolument répréhensible.				
Teintures de plantes vertes (alcoolatures).	On les prépare avec les plantes fraîches ou les sucs de celles-ci, en employant parties égales de la plante et d'alcool à 90°. M. Cotton a donné le procédé suivant pour reconnaître les teintures très souvent substituées aux alcoolatures :	A 10 gouttes d'alcoolature, on ajoute 5 gouttes de sous-acétate de plomb liquide.	*Avec une teinture :* Un précipité jaune sale. *Avec une alcoolature :* Un précipité tirant sur le vert.		
		Si au mélange on ajoute 10 à 20 gouttes d'ammoniaque, la différence de teinte devient manifeste; on étend d'eau et on agite.	*Avec une teinture :* Une écume jaune sale. *Avec une alcoolature :* Une écume peu colorée.		

Préparations pharmaceutiques (*Suite*).

NOMS	CARACTÈRES	MÉTHODE D'ESSAI	RÉSULTAT DE L'ESSAI	NATURE DE LA PRÉPARATION PURE ou conforme au Codex	 IMPURE non conforme au Codex
Teintures alcooliques.	Elles sont préparées suivant la nature des substances avec de l'alcool à 60°, 80°, 90° centésimaux. — Elles peuvent être falsifiées à plusieurs points de vue, soit en n'employant pas la quantité voulue de substance médicamenteuse, soit en substituant à celle-ci des produits différents, soit en les prenant altérées ou de qualité inférieure, soit enfin en ajoutant de l'eau aux teintures qui peuvent en recevoir sans se troubler immédiatement. C'est par les caractères physiques et organoleptiques, qu'un praticien exercé peut reconnaître si une teinture est bien ou mal préparée, et aussi à l'aide de quelques caractères que nous donnons dans le tableau ci-contre :	1° *Teintures donnant un mélange d'un blanc de lait plus ou moins intense lorsqu'on les verse dans de l'eau :*			
		Teintures ayant une couleur foncée.	Teintures d'assa-fœtida — de baume de tolu — de benjoin — de cascarille — de castoréum — de cantharides — de gaïac — de girofles — de jalap — de sabine — de valériane.		
		Teintures ayant une couleur ambrée.	Teintures d'arnica — de cardamome — de gingembre — de myrrhe — de noix vomique — de pyrèthre — de succin — de vanille.		
		2° *Teintures additionnées d'eau :*			
		Teintures se troublant.	Teintures d'absinthe — de belladone — de cachou — de jusquiame — de quinquina.		
		Teintures ne se troublant pas.	Teintures d'aconit — de cannelle — de digitale — de ratanhia — de rhubarbe — de scille.		
		3° *Teintures reconnues :*			
		Par leur odeur.	Teintures d'arnica — d'ambre — de castoreum — de girofles — de safran — de vanille — de quinquina.		
		Par leur saveur.	Teintures de cannelle — de colombo — de gentiane — de pyrèthre — de rhubarbe — de quinquina.		
Vins médicinaux.	Ils sont préparés avec des vins rouge ou blanc, des vins de liqueur ou sucrés. Quelle que soit la sorte de vin employé, il faut qu'il soit d'une bonne qualité, car au contact des matières organiques les vins peu généreux subissent une altération profonde dans leurs principes constituants.				
Vin d'absinthe.	Doit être préparé avec le vin blanc. — Odeur et saveur caractéristiques.				
Vin aromatique.	Doit être préparé avec le vin rouge et posséder une odeur marquée d'espèces aromatiques.				
Vin de colchique.	Doit être préparé avec le vin de Malaga. — Saveur peu amère.				
Vin de quinquina au bordeaux.	Saveur amère caractéristique.	On étend 20 gr. de vin avec 20 gr. d'eau et on ajoute un léger excès d'iodure cadmi-potassique.	Trouble presque immédiat. — Dépôt d'un précipité floconneux.	Conforme.	
Vin de quinquina au malaga.	Saveur sucrée et moins amère que le vin de quinquina au vin de Bordeaux.		Pas de trouble.	....	Non conforme; préparé avec un quinquina pauvre en alcaloïdes.
Vin scillitique.	Doit être préparé avec le vin de Malaga. — Saveur amère très prononcée.				

CHAPITRE II

MÉDICAMENTS CHIMIQUES

La recherche des falsifications des médicaments chimiques reposant, le plus souvent, sur les caractères que présentent les divers composés chimiques au contact des réactifs, nous allons donner les réactions caractéristiques des bases et des acides les plus connus.

CARACTÈRES DES BASES MINÉRALES

Réactions caractéristiques.

Ces bases constituées par les métaux ou leurs oxydes à l'état salin peuvent être divisées en cinq groupes.

PREMIER GROUPE

Renfermant les métaux dont les solutions acides donnent par l'hydrogène sulfuré un précipité pouvant se redissoudre dans un excès de sulfure alcalin.

Il comprend : l'OR, le PLATINE, l'ÉTAIN, l'ANTIMOINE et l'ARSENIC.

RÉACTIFS	SELS D'OR	SELS DE PLATINE	SELS D'ÉTAIN au minimum STANNEUX	SELS D'ÉTAIN au maximum STANNIQUES	SELS D'ANTIMOINE
Acide sulfhydrique ou sulfhydrate d'ammoniaque.	*Précipité brun* de sulfure d'or soluble dans un excès de sulfure alcalin.	*Précipité brun noirâtre* de bisulfure de platine soluble, mais difficilement, dans un grand excès de sulfure alcalin.	*Précipité brun* foncé de proto-sulfure d'étain soluble dans un excès de sulfure alcalin.	*Précipité jaune sale* de bisulfure d'étain, soluble dans un excès de sulfure alcalin, dans l'acide chlorhydrique concentré et bouillant. Très difficilement soluble dans l'ammoniaque.	*Précipité rouge orangé* de sulfure d'antimoine, soluble dans excès de sulfure alcalin, dans potasse caustique et dans acide chlorhydrique concentré.
Sulfate de protoxyde de fer.	*Précipité d'or métallique* en poudre brune très ténue.	*Précipité noir* de platine métallique.			
Protochlorure d'étain mélangé de 1/15 de bi-chlorure d'étain.	*Précipité pourpre* : — pourpre de Cassius. Cette réaction est d'une grande sensibilité.				
Chlorhydrate d'ammoniaque.		*Précipité cristallin jaune*, de chloroplatine d'ammonium à peine soluble dans l'eau, insoluble dans les liqueurs alcooliques.			
Chlorure d'or.			*Précipité pourpre* après addition à froid d'acide azotique.		
Appareil de Marsh.					Taches et anneaux.

DEUXIÈME GROUPE

Renfermant des métaux dont les solutions acides donnent par l'hydrogène sulfuré un précipité insoluble dans un excès de sulfure alcalin.

Il comprend : le BISMUTH, le PLOMB, l'ARGENT, le MERCURE, le CADMIUM et le CUIVRE

RÉACTIFS	SELS DE BISMUTH	SELS DE PLOMB	SELS D'ARGENT	SELS DE MERCURE au minimum SELS MERCUREUX	SELS DE MERCURE au maximum SELS MERCURIQUES	SELS DE CADMIUM	SELS DE CUIVRE au maximum.
Acide sulfhydrique ou sulfhydrate d'ammoniaque.	*Précipité noir* insoluble dans excès de sulfure alcalin, soluble dans acide azotique concentré et bouillant.					*Précipité jaune* de sulfure de cadmium insoluble dans excès de sulfure alcalin	
Iodure de potassium.	*Précipité brun-marron* d'iodure de bismuth, soluble dans un excès d'iodure alcalin.	*Précipité jaune*, soluble dans un grand excès de réactif.		*Précipité jaune verdâtre* de protoiodure qu'un excès de réactif rend gris noirâtre, en le transformant en mercure métallique.	*Précipité rouge* de biiodure soluble dans un excès de réactif.		
Phosphate de soude.	*Précipité blanc* de phosphate bismuthique, insoluble dans l'acide azotique étendu.						
Chromate de potasse.		*Précipité jaune* soluble dans potasse caustique.					
Acide sulfurique ou sulfates solubles.		*Précipité blanc*, soluble dans l'acétate d'ammoniaque.					
Potasse.			*Précipité brun-olive* d'oxyde d'argent hydraté.	*Précipité noir* de protoxyde de mercure.	*Précipité jaune* par excès de réactif, autrement il peut être rouge-brique.		
Arseniate de potasse.			*Précipité rouge-brique* d'arséniate d'argent.				
Acide chlorhydrique.			*Précipité blanc caillebotte* de chlorure d'argent, noircissant à la lumière, soluble dans l'ammoniaque et l'hyposulfite de soude.	*Précipité blanc* de chlorure mercureux qui noircit par l'ammoniaque.			
Ammoniaque.						*Précipité blanc*, soluble dans excès d'ammoniaque.	*Précipité vert tendre*, puis bleu qui se redissout dans un excès d'alcali en donnant à la liqueur la coloration bleu céleste.
Ferrocyanure de potassium.							*Précipité couleur grenat* de ferrocyanure de cuivre. Dans les liqueurs très étendues il paraît être dissous et de couleur rosée.

TROISIÈME GROUPE

Renfermant des métaux dont les solutions acides ne précipitent pas par l'hydrogène sulfure, mais sont précipitées par un su fure alcalin

RÉACTIONS CARACTÉRISTIQUES.

RÉACTIFS	SELS DE NICKEL	SELS DE COBALT	SELS DE FER AU MINIMUM SELS FERREUX.	SELS DE FER AU MAXIMUM SELS FERRIQUES	SELS DE MANGANÈSE.	SELS DE CHRÔME sesquioxydé	SELS D'ALUMINIUM	SELS DE ZINC
Potasse.		*Précipité bleu violacé* qui verdit au contact de l'air.	*Précipité blanc* qui au contact de l'air devient vert-bouteille, puis couleur de rouille.	*Précipité brun rongedtre* d'hydrate de sesquioxyde de fer insoluble dans un excès de réactif.	*Précipité blanc* brunissant promptement, au contact de l'air.		*Précipité blanc* soluble dans un excès de réactif.	*Précipité blanc*, soluble dans un excès de réactif.
Ammoniaque.	*Précipité vert clair* soluble dans excès d'alcali en donnant une liqueur bleue.		Même phénomène que ci-dessus.	Même phénomène que ci-dessus.			*Précipité blanc* insoluble dans un excès d'alcali.	Même phénomène que ci-dessus.
Sulfhydrate d'Ammoniaque	*Précipité noir.*				*Précipité couleur de chair* de sulfure hydraté, insoluble dans un excès de réactif, soluble dans l'acide chlorhydrique.	*Précipité gris verdâtre* d'hydrate chromique avec dégagement d'hydrogène sulfuré.	*Précipité blanc* d'hydrate d'alumine et dégagement d'hydrogène sulfuré.	*Précipité blanc* insoluble dans excès de réactif.
Ferrocyanure de potassium (cyanure jaune).			*Précipité blanc bleuâtre* qui passe rapidement au bleu foncé par le contact de l'air ou de l'eau chlorée.	*Précipité bleu foncé* (bleu de Prusse).				
Ferricyanure de potassium (cyanure rouge).			*Précipité bleu foncé* (bleu de Prusse de Turnbull).	Pas de précipité (*coloration bleuâtre*).				*Précipité jaune orangé sale* (le seul précipité coloré que fournissent les sels de zinc).
Acide oxalique.	*Précipité blanc verdâtre*, ne se formant que lentement ; il est soluble dans l'ammoniaque qui l'abandonne ensuite à l'air assez promptement.	*Précipité blanc rosé* très lent à se produire ; soluble dans l'ammoniaque, qui l'abandonne ensuite à l'air assez lentement.						
Acide tannique.			Pas de coloration noire violacée, si le sel est bien exempt de sesquioxyde.	*Coloration d'un noir bleuâtre* ou violacé très sensible.				
Cyanure de potassium.	*Précipité vert jaunâtre*, soluble dans un excès de réactif, mais que l'acide chlorhydrique précipite de nouveau.	*Précipité blanc brunâtre*, soluble dans un excès de réactif dont l'acide chlorhydrique ne le précipite plus.						

QUATRIÈME GROUPE

Renfermant des métaux dont les solutions ne précipitent ni par l'hydrogène sulfuré, ni par un sulfure alcalin, mais sont précipitées par un carbonate alcalin.

RÉACTIONS CARACTÉRISTIQUES.

RÉACTIFS	SELS DE MAGNÉSIUM	SELS DE BARYUM	SELS DE STRONTIUM	SELS DE CALCIUM
Potasse, soude ou baryte.	*Précipité blanc* d'hydrate de magnésie insoluble dans un excès d'alcali, soluble dans un sel ammoniacal.			
Carbonate alcalin.		*Précipité blanc* de carbonate de baryte que les acides azotique et chlorhydrique dissolvent en faisant effervescence.	*Précipité blanc* floconneux de carbonate de strontiane.	*Précipité blanc* de carbonate de chaux soluble dans les acides.
Phosphate d'ammoniaque.	*Précipité blanc* granuleux cristallin de phosphate ammoniaco-magnésien, apparaissant après agitation vive des liqueurs.			
Acide sulfurique et sulfates solubles.		*Précipité blanc* de sulfate de baryte, insoluble dans les acides et les alcalis.	*Précipité blanc* de sulfate de strontiane à peine soluble dans les acides et dans les alcalis.	*Précipité blanc* ne se formant que lentement dans les solutions de moyenne concentration et ne se produisant que par addition d'alcool dans les liqueurs étendues.
Chromate de potasse.		*Précipité jaune clair* de chromate de baryte.		
Acide oxalique ou oxalate d'ammoniaque.		*Précipité blanc* dans les liqueurs concentrées, ne se produisant pas dans les liqueurs très étendues d'eau.	*Précipité blanc* ne se produisant pas dans les liqueurs peu concentrées.	*Précipité blanc* d'oxalate de chaux se produisant dans les solutions même les plus étendues. Ce précipité est Insoluble dans les acides... { acétique. oxalique. Soluble dans les acides... { chlorhydrique. azotique.

CINQUIÈME GROUPE

Renfermant des métaux dont les solutions ne précipitent ni par un sulfure alcalin, ni par un carbonate alcalin.

RÉACTIONS CARACTÉRISTIQUES.

RÉACTIFS	SELS DE POTASSIUM	SELS D'AMMONIUM ou SELS AMMONIACAUX	SELS DE SODIUM
Bi-chlorure de platine.	*Précipité jaune* vif et souvent cristallin de chloroplatinate de potassium peu soluble dans l'eau et insoluble dans l'alcool.	*Précipité jaune serin* de chloroplatinate d'ammoniaque ne laissant à la calcination que du platine métallique pur.	Ne précipitent par aucun réactif, *excepté le bi-méta-antimoniate* de potasse, en solution récente, laquelle produit dans les sels de soude neutres *un précipité blanc cristallin* de bi-méta-antimoniate de soude dont la formation est accélérée par l'agitation.
Acide tartrique.	*Précipité blanc* grenu cristallin surtout dans les solutions concentrées et agitées fortement. — Précipité soluble dans un grand excès d'eau et dans les alcalis.		
Alcalis fixes.		Un sel ammoniacal chauffé avec potasse ou soude laisse dégager de l'ammoniaque reconnaissable à son odeur.	

CARACTÈRES DES PRINCIPAUX ACIDES. — PREMIER GROUPE

Acides dont les solutions salines neutres précipitent par le Chlorure de Baryum.

RÉACTIONS CARACTÉRISTIQUES.

RÉACTIFS	ACIDE sulfurique et sulfates	ACIDE phosphorique, tribasique et phosphates correspondants	ACIDE arsénique et arséniates	ACIDE arsénieux et arsénites	ACIDE borique et borates	ACIDE silicique et silicates	ACIDE carbonique et carbonates	ACIDE oxalique et oxalates	ACIDE fluorhydrique et fluorures	ACIDE chromique et chromates
Chlorure de baryum	*Précipité blanc* de sulfate de baryte insoluble dans les acides et les alcalis. Ce précipité recueilli, lavé et séché, étant chauffé au chalumeau sur un charbon, avec du carbonate de soude et à la flamme de réduction, donne naissance à un sulfure alcalin. Ce sulfure alcalin traité par HCl dégage de l'hydrogène sulfuré à odeur caractéristique d'œufs pourris.	*Précipité blanc* de phosphate de baryte soluble sans effervescence dans les acides azotique ou chlorhydrique.	Précipité non caractéristique.	Id.	Id.	Id.	*Précipité blanc* de carbonate de baryte soluble dans l'acide chlorhydrique avec effervescence.			*Précipité jaune pâle* soluble dans l'acide azotique.
Acétate de plomb.	*Précipité blanc* de sulfate de plomb, soluble dans le tartrate ou l'acétate d'ammoniaque.									
Sulfate de magnésie.		Le sulfate de magnésie mélangé avec un excès de chlorhydrate d'ammoniaque donne un précipité blanc grenu cristallin de phosphate ammoniaco-magnésien prenant surtout naissance par l'agitation.					Avec *Carbonates*. Précipité blanc à froid. Avec *bi-carbonates*. Pas de précipité à froid, mais celui-ci se produit à l'ébullition par la transformation lente du bicarbonate en carbonate neutre.			
Molybdate d'ammoniaque.		Avec un léger excès d'acide azotique la liqueur devient jaune et laisse déposer un précipité surtout à l'ébullition.								
Azotate d'argent.			*Précipité rouge brique* d'arséniate d'argent soluble dans l'acide azotique et dans l'ammoniaque.	*Précipité jaune clair* d'arsénite d'argent soluble dans les acides et dans l'ammoniaque.						*Précipité pourpre* de chromate d'argent soluble dans l'acide azotique et l'ammoniaque.
Acide sulfhydrique.			*Précipité jaune* lent à se former dans les arséniates additionnés d'acide chlorhydrique.	*Précipité* d'orpiment d'un beau *jaune orangé* après addition préalable de HCl. Ce précipité est soluble dans l'ammoniaque en donnant une liqueur incolore.						
Acide sulfurique.					Ajouté à chaud à un borate en solution, il y fait naître par refroidissement des lamelles nacrées d'acide borique. Celui-ci dissous dans l'alcool communique par agitation une belle teinte verte à la flamme.		Décompose avec effervescence et en dégageant acide carbonique.	Avec les oxalates solides et à chaud, on obtient dégagement d'oxyde de carbone et d'acide carbonique à volumes égaux. L'oxyde de carbone peut être enflammé et il brûle avec une flamme bleue.	Dégagement de vapeurs d'acide fluorhydrique qui attaquent le verre et le dépolissent.	Avec alcool réduction du chromate en sel vert de chrôme.
Eau de chaux.								*Précipité blanc* d'oxalate de chaux insoluble dans eau et acide acétique soluble dans acide azotique et chlorhydrique.		

DEUXIÈME GROUPE

Acides dont les solutions salines neutres ne sont pas précipitées par le Chlorure de Baryum, mais qui précipitent par l'Azotate d'argent.

RÉACTIONS CARACTÉRISTIQUES.

RÉACTIFS	ACIDE SULFHYDRIQUE et SULFURES	ACIDE CHLORHYDRIQUE et CHLORURES	ACIDE BROMHYDRIQUE et BROMURES	ACIDE IODHYDRIQUE et IODURES	ACIDE CYANHYDRIQUE et CYANURES
Azotate d'argent.	*Précipité noir.*	*Précipité blanc caillebotté* noircissant à la lumière, insoluble dans l'acide azotique, soluble dans l'ammoniaque.	*Précipité jaune pâle* caillebotté noircissant à la lumière, insoluble dans l'acide azotique, peu soluble dans l'ammoniaque.	*Précipité jaune clair* altérable à la lumière, insoluble dans l'acide azotique et dans l'ammoniaque.	*Précipité blanc caillebotté* inaltérable à la lumière, insoluble dans l'acide azotique froid, mais soluble dans le même acide à l'ébullition; soluble dans l'ammoniaque et dans un excès de cyanure alcalin.
Acide arsénieux dissous dans l'acide chlorhydrique en excès.	*Précipité jaune orangé* de sulfure d'arsenic ou orpiment.				
Acide chlorhydrique	Dégagement d'hydrogène sulfuré possédant l'odeur des œufs pourris et noircissant un papier imbibé d'acétate de plomb. Les polysulfures déposent en même temps du soufre très divisé.				Odeur caractéristique d'amandes amères, due à l'acide cyanhydrique mis en liberté.
Nitro-prussiate de soude.	*Belle coloration violette* qui disparaît peu à peu.				
Bi-oxyde de manganèse et de l'acide sulfurique concentré.		Les chlorures dégagent du chlore, gaz verdâtre et à odeur caractéristique.	Les bromures dégagent des vapeurs rutilantes de brome qui se condensent en gouttelettes liquides noirâtres.	Les iodures dégagent de belles vapeurs violettes d'iode qui se condensent en lamelles cristallines noirâtres.	
Eau chlorée.			Elle décompose les bromures en solution, en colorant celle-ci en jaune rougeâtre. Agitée alors avec de l'éther, ce réactif s'empare du brome mis en liberté et forme à la surface du liquide une couche rougeâtre d'éther bromé.	*Précipité noir* d'iode ou coloration brunâtre de la liqueur. Celle-ci additionnée d'eau amidonnée produit immédiatement une teinte d'un beau bleu.	
Acétate de plomb.				*Précipité jaune vif* d'iodure de plomb.	
Bi-chlorure de mercure.				*Précipité rouge vif* de bi-iodure de mercure, soluble dans un excès de l'un ou l'autre sel.	
Nitrate de palladium.		Pas de précipité.	Pas de précipité.	*Précipité brun noir* d'iodure de palladium.	
Perchlorure de fer.				Mélangé à la solution d'iodure et porté à l'ébullition dans un tube à essai, on obtient des vapeurs d'iode qui colorent en bleu un papier amidonné placé à l'orifice du tube.	
Mélange de sels ferreux et ferriques.					*Précipité bleu* (bleu de Prusse) insoluble dans l'acide chlorhydrique étendu.
Sulfhydrate d'ammoniaque					Un cyanure alcalin évaporé avec une solution de sulfhydrate d'ammoniaque donne naissance à un sulfo-cyanure qui colore les sels de sesqui-oxyde de fer en rouge de sang.

TROISIÈME GROUPE

Acides dont les solutions étendues ne précipitent ni par le Chlorure de Baryum, ni par le Nitrate d'argent.

RÉACTIONS CARACTÉRISTIQUES.

RÉACTIFS	ACIDE AZOTIQUE ET AZOTATES OU NITRATES	ACIDE CHLORIQUE ET CHLORATES	ACIDE ACÉTIQUE ET ACÉTATES
Limaille de cuivre et acide sulfurique concentré.	Dégagement de bi-oxyde d'azote qui se transforme immédiatement en vapeurs rutilantes d'acide hypoazotique au contact de l'air.		
Brucine et acide sulfurique.	Coloration rouge devenant jaune orangé à l'ébullition.		
Acide sulfurique et une goutte de sulfate d'indigo.	Décoloration de l'indigo à l'ébullition.		
Acide chlorhydrique.	Formation d'eau régale qui dissout l'or.	Dégagement de gaz jaune verdâtre à odeur de chlore, sans productions de vapeurs rutilantes.	
Acide sulfurique.		Coloration orangée ou verdâtre avec émission de vapeurs verdâtres à odeur de chlore.	A *chaud*, production d'acide acétique à odeur caractéristique.
Acide sulfurique et alcool.			A *chaud*, formation d'éther acétique à odeur caractéristique.
Acide arsénieux et alcali caustique (potasse).			A *sec* et par la chaleur, formation d'oxyde de cacodyle à odeur fortement alliacée.

MÉDICAMENTS CHIMIQUES

Médicaments chimiques.

Nota. — La lettre A veut dire altérations. — La lettre F falsifications.

NOMS	CARACTÈRES	MÉTHODE D'ESSAI	RÉSULTAT DE L'ESSAI	NATURE DE LA PRÉPARATION	
				PURE ou conforme au Codex	IMPURE non conforme au Codex
Acétate d'ammoniaque.	Doit marquer 5° à l'aréomètre de Baumé, être neutre au papier de tournesol. Avec la potasse il doit dégager de l'ammoniaque. Avec de l'acide sulfurique il doit dégager acide acétique reconnaissable à son odeur.	On essaie la préparation avec le papier bleu et rouge de tournesol.	Les deux espèces de papiers ne changent pas de couleur.	Conforme.	
			Le papier bleu rougit.	....	Acide libre.
			Le papier rouge bleuit	....	Alcali libre.
		On essaie par les réactifs du cuivre.	Pas de changement.	Conforme.	
			Réactions du cuivre.	....	Cuivre.
		On essaie par les réactifs du plomb.	Pas de changement.	Conforme.	
			Réactions du plomb.	....	Plomb.
Acétate de plomb crist.	Sel blanc, cristallisé en prismes aiguillés, d'une saveur sucrée puis styptique, se reconnaît aux caractères des sels de plomb.	On essaie par les réactifs du cuivre.	Pas de changement.	Conforme.	
			Réactions du cuivre.	....	Cuivre.
Sous-acétate de plomb (extrait de Saturne).	Incolore, liquide, doit marquer 35° à l'aréomètre de Baumé. Il ramène au bleu le papier de tournesol.	On essaie par les réactifs du cuivre.	Pas de changement.	Conforme.	
			Réactions du cuivre.	....	Cuivre.
Acide acétique.	Voir *Vinaigres*.				
Acide arsénieux.	Celui reçu par les pharmaciens est presque toujours en poudre blanche. Projeté sur des charbons ardents, il dégage une odeur alliacée caractéristique et présente tous les caractères indiqués à l'article Acide arsénieux.	On introduit une pincée de l'acide dans un tube à essai étroit, et on chauffe fortement sur une lampe à alcool.	Il se volatilise complètement en répandant des vapeurs blanches qui se condensent dans les parties plus froides du tube et produisent un anneau blanc cristallin.	Pur.	
			Se volatilise incomplètement laissant un résidu fixe.	....	Substances étrangères, sulfate de baryte, sulfate de chaux, etc.
Acide benzoïque.	Se présente en lamelles blanches, nacrées, légères, d'une saveur âcre; volatil, peu soluble dans l'eau, soluble dans l'alcool, l'éther.	On chauffe une pincée de l'acide sur une lame de platine au-dessus d'une lampe à alcool.	Volatilisation complète.	Pur.	
			Volatilisation incomplète. Résidu.	....	Substances étrangères, acide hippurique, gypse, résine, amiante.
Acide borique.	Écailles blanches micacées, onctueuses au toucher, solubles dans l'eau, l'alcool.	On l'essaie successivement avec chlorure de baryum, azotate d'argent, oxalate d'ammoniaque.	Pas de précipité.	Pur.	
			Précipité.	....	Sulfate, chlorure, sels de chaux.

Médicaments chimiques (*Suite*).

NOMS	CARACTÈRES	MÉTHODE D'ESSAI	RÉSULTAT DE L'ESSAI	NATURE DE LA PRÉPARATION	
				PURE ou conforme au Codex	IMPURE non conforme au Codex
Acide citrique.	Cristaux blancs translucides, solubles dans l'eau, l'alcool : détruit entièrement par la chaleur.	1° Essayé par les réactifs de l'acide sulfurique, du plomb, du cuivre.	Pas de changement.	Pur.	
			Réaction.	....	Contient acide sulfurique, sels de plomb ou de cuivre.
		2° On fait dissoudre 5 gr. environ d'acide suspect dans 10 gr. d'eau et l'on verse cette solution goutte à goutte dans 100 gr. d'eau de chaux limpide.	L'eau de chaux ne se trouble pas.	Pur.	
			L'eau de chaux se trouble et laisse déposer au bout de quelque temps un précipité floconneux.	....	Acide tartrique.
Acide cyanhydrique.	Doit être au 1/10 et l'exactitude de ce titre sera vérifiée par le procédé Buignet au moyen d'une solution titrée de sulfate de cuivre.				
Acide lactique.	Liquide sirupeux, incolore, inodore, densité 1,315.	1° Essayé par les réactifs de l'acide sulfurique, de la chaux, du zinc.	Pas de changement.	Pur.	
			Réaction.	....	Contient acide sulfurique, sels de chaux, zinc.
		2° Chauffé dans une petite capsule de porcelaine au-dessus d'une lampe à alcool.	Pas d'odeur.	Pur.	
			Odeur d'acide acétique ou butyrique.	....	Acide acétique ou butyrique.
Acide oxalique.	Solide, cristallisé en prismes quadrilatères obliques ; efflorescent à l'air, soluble dans l'eau, très soluble dans l'alcool. Il se distingue des autres acides végétaux par les caractères suivants :	Essayé par les réactifs de l'acide sulfurique, des sels de cuivre, de plomb, de potasse, de chaux.	Pas de réaction.	Pur.	
			Réactions.	....	Contient acide sulfurique, sels de cuivre, de plomb, de potasse, de chaux A.
	1° Chauffé sur une lame de platine, il ne charbonne pas et disparaît complètement.	On calcine une pincée d'acide oxalique.	Pas de résidu.	Pur.	
			Laisse un résidu alcalin.	....	Sel d'oseille F.
	2° Il précipite la chaux de ses dissolutions et ne redissout pas le précipité.	On dissout une pincée d'acide oxalique dans l'alcool.	Solution complète.	Pur.	
			Solution incomplète.	....	Sulfate de magnésie ou sulfate de potasse F.
	3° Il réduit le chlorure d'or.	Jaunit et ronge les bouchons des flacons qui le renferment.	....		Acide azotique A.

Médicaments chimiques (*Suite*).

NOMS	CARACTÈRES	MÉTHODE D'ESSAI	RÉSULTAT DE L'ESSAI	NATURE DE LA PRÉPARATION — PURE ou conforme au Codex	NATURE DE LA PRÉPARATION — IMPURE non conforme au Codex
Acide phénique.	Se présente sous la forme de longues aiguilles prismatiques ou de lamelles blanches accolées les unes aux autres; odeur vive qui rappelle celle de la créosote; saveur brûlante; fusible vers 42°, et donnant alors un liquide d'apparence oléagineuse, qui enflammé au contact de l'air brûle avec une flamme peu éclairante et rougeâtre. Soluble dans l'eau, l'alcool, l'éther, l'acide acétique; ne rougit pas la teinture de tournesol. Appliqué sur l'épiderme il l'attaque et le blanchit. Chauffé dans une capsule de porcelaine, il doit se volatiliser sans laisser de résidu. Sous l'influence de l'ammoniaque et du chlorure de chaux, il prend au bout de quelques minutes une belle couleur bleue. Il prend souvent sous l'influence de la lumière une teinte rosée qui se fonce de plus en plus. La cause de ce phénomène, non encore connue, doit probablement être attribuée aux impuretés contenues dans l'acide.	Cet acide est rarement pur. Il renferme de l'acide crésylique ou crésylol possédant des propriétés analogues à l'acide phénique. D'après Lowe l'acide phénique qui contient de l'acide crésylique est fusible vers 35°. Déliquescent et se liquéfie par la présence d'une petite quantité d'eau. Il finit par devenir entièrement liquide lorsqu'il est conservé dans des flacons imparfaitement bouchés et qui laissent pénétrer l'humidité atmosphérique.			
Acide phosphorique officinal.	Liquide incolore, inodore, doit marquer 43° Baumé.	On traite dans un tube 2 gr. d'acide phosphorique par une goutte de solution de permanganate de potasse, et on chauffe doucement le mélange sur une lampe à alcool.	La coloration ne change pas.	Pur.	
			La coloration pâlit et disparaît.	....	Acide phosphoreux A.
		Essayé par les réactifs de l'acide sulfurique, l'acide nitrique, des sels calcaires, de l'arsenic.	Pas de réaction.	Pur.	
			Réaction.	....	Contient acide sulfurique, nitrique, des sels calcaires, arsenic A.
Acide salicylique.	Se présente en masses pelotonnées et floconneuses formées de petites aiguilles enchevêtrées, blanches ou un	La solution aqueuse d'acide salicylique traitée par deux gouttes de perchlorure de			

Médicaments chimiques (*Suite*).

NOMS	CARACTÈRES	MÉTHODE D'ESSAI	RÉSULTAT DE L'ESSAI	NATURE DE LA PRÉPARATION	
				PURE ou conforme au Codex	IMPURE non conforme au Codex
Acide salicylique. (*Suite.*)	peu jaunâtres, peu solubles dans l'eau, très solubles dans l'alcool et l'éther.	fer prend une coloration violacée. L'acide chlorhydrique détruit cette couleur et la fait passer au jaune.			
Acide sulfurique.	Liquide incolore, limpide, inodore, d'une consistance oléagineuse et marquant 66° à l'aréomètre de Baumé.	Cinq gouttes sont chauffées avec précaution sur une lame de platine au-dessus d'une lampe à alcool.	Se volatilise complètement.	Pur.	
			Ne se volatilise qu'en partie en laissant un résidu.	....	Substances étrangères fixes.
		Essayé par les réactifs de l'acide nitrique, de l'acide chlorhydrique, des sels de plomb, de l'arsenic, de l'iode.	Pas de réaction.	Pur.	
			Réaction.	....	Contient une de ces substances A.
Acide tannique (Tannin de la noix de galle).	Solide, amorphe, spongieux, inodore ou légèrement ambré, très soluble dans l'eau et dans l'alcool étendu, peu soluble dans l'éther.	1 décigramme chauffé sur une lame de platine au-dessus d'une lampe à alcool.	Se volatilise sans résidu.	Pur.	
			Se volatilise en laissant un résidu.	....	Substances étrangères F.
		On dissout 0,50 de tannin dans 100 gr. d'eau. On plonge dans cette solution un morceau de peau de bœuf fraîche et épilée et on agite de temps en temps.	Le tannin est absorbé complètement, l'eau qui le tenait en solution est insipide et ne donne plus de coloration avec les sels de peroxyde de fer.	Pur.	
			Le tannin est absorbé incomplètement, et l'eau qui le tenait en solution donne une coloration bleue violacée avec les sels de peroxyde de fer.	....	Acide gallique A.
Acide tartrique.	Cristallisé en prismes rhomboïdaux obliques terminés par des sommets dièdres. Ces cristaux sont incolores, transparents, très durs, d'une saveur acide, solubles dans l'eau et très solubles dans l'alcool.	1 décigramme chauffé au rouge sur une lame de platine.	Se carbonise et brûle sans résidu.	Pur.	
			Se carbonise et brûle en laissant un résidu.	....	Substances étrangères fixes, crème de tartre, sulfate acide de potasse, alun F.
		Essayé par les réactifs de l'acide sulfurique, des sels calcaires, du plomb, du cuivre.	Pas de réaction.	Pur.	
			Réaction.	....	Contient une de ces substances A.

Médicaments chimiques (*Suite*).

NOMS	CARACTÈRES	MÉTHODE D'ESSAI	RÉSULTAT DE L'ESSAI	NATURE DE LA PRÉPARATION — PURE ou conforme au Codex	NATURE DE LA PRÉPARATION — IMPURE non conforme au Codex
Acide valérianique officinal.	Cet acide extrait de la racine de valériane est un liquide huileux, très fluide, incolore, volatil, d'une odeur de valériane, d'une saveur âcre, rougit le tournesol.				
Ammoniaque.	Liquide incolore; douée d'une odeur forte et pénétrante qui provoque le larmoiement. Elle doit marquer 22° à l'aréomètre Baumé.	Essayé par les réactifs de l'acide sulfurique, de l'acide chlorhydrique, des sels calcaires.	Pas de réaction.	Pure.	
			Réaction.	....	Contient une de ces substances A.
		On verse quelques gouttes d'ammoniaque dans une capsule; et on laisse évaporer l'ammoniaque.	Odeur nulle.	Pure.	
			Odeur empyreumatique.	....	Huile empyreumatique A.
Antimoniate de potasse (bi-) antimoine diaphorétique lavé, oxyde blanc d'antimoine.	Poudre blanche, peu sapide, insoluble dans l'eau, se présente ordinairement en trochisques, et se reconnaît par les caractères des sels d'antimoine.	Traité par acide azotique faible.	Pas d'effervescence.	Pur.	
			Fait effervescence.	....	Carbonate de chaux ou de plomb.
		La liqueur acide est traitée par : L'oxalate d'ammoniaque;	Précipité.	....	Carbonate de chaux.
		L'ammoniaque;	— blanc gélatineux	....	Phosphate calcaire.
		L'hydrogène sulfuré.	— noir.	....	Carbonate de plomb.
Azotate d'argent cristallisé.	Sel incolore, cristallisé en lames rectangulaires, tachant la peau, soluble dans l'eau et l'alcool.	On fait dissoudre un peu de pierre infernale dans l'eau distillée.	Dissolution complète.	Pure.	
			Dissolution incomplète, résidu.	....	Peroxyde de manganèse, plombagine F.
	Il fond sans se décomposer, et forme, en se refroidissant, une matière opaque, fibreuse, qui moulée dans des lingotières de cuivre ou de fer légèrement chauffées constitue la *pierre infernale* des pharmacies.	On dissout dans un tube 0,20 de produit dans 10 gr. d'eau distillée, et on ajoute 1 gr. d'acide chlorhydrique; on filtre dans une petite capsule et on évapore à siccité.	Pas de résidu.	Pure.	
	Le nitrate d'argent cristallisé est rarement falsifié; il n'en est pas de même de la pierre infernale dont nous étudions ci-contre les falsifications.		Laisse un résidu.	....	Sels étrangers; ordinairement du nitrate de potasse F.

Médicaments chimiques (*Suite*).

NOMS	CARACTÈRES	MÉTHODE D'ESSAI	RÉSULTAT DE L'ESSAI	NATURE DE LA PRÉPARATION	
				PURE ou conforme au Codex	IMPURE non conforme au Codex
Azotate de bismuth (sous-).	Blanc, pulvérulent, insipide, inodore, inaltérable à la lumière. Décomposable par une grande quantité d'eau, soluble sans effervescence dans l'acide azotique; la liqueur donne ensuite tous les caractères des sels de bismuth.	On arrose dans un petit tube à essai 0,50 de s.-n. bismuth avec 3 gr. d'acide nitrique.	Dissolution complète sans effervescence.	Pur.	
			Dissolution complète avec effervescence.	....	Carbonate de plomb ou de chaux F.
			Dissolution incomplète.	....	Talc ou sulfate calcaire F.
		On dissout le s.-n. de bismuth dans de l'acide azotique étendu d'eau, et on dirige dans la solution de l'hydrogène sulfuré: on filtre pour séparer le sulfure de bismuth noir. On obtient ainsi une liqueur claire qu'on traite par l'ammoniaque en excès. (Procédé Baudrimont.)	La liqueur claire donne par l'ammoniaque en excès un précipité blanc gélatineux.	....	Phosphate de chaux F.
		On calcine dans un tube sur la lampe à alcool 0,50 de s.-n. de bismuth pour en chasser l'acide azotique; on ajoute au résidu 5 centigr. d'acétate de potasse. On triture avec une baguette de verre pour obtenir un mélange intime, et l'on chauffe à une température modérée. (Procédé Glénard.)	Il se dégage une forte odeur alliacée, fétide (odeur de cacodyle).	....	Arsenic A.
		On fait bouillir 0,50 de s.-n. de bismuth dans un peu d'eau. On laisse refroidir, et on ajoute au liquide de l'eau iodée.	Il se produit une couleur bleue.	....	Amidon F.
Azotate de potasse.	Sel incolore, doué d'une saveur fraîche et piquante; fuse sur les charbons et donne tous les caractères des azotates.	Essayé par : Le chlorure de baryum ;	Pas de réaction.	Pur.	
		L'azotate d'argent.	Réaction.	....	Sulfates ou chlorures.

NOMS	CARACTÈRES	MÉTHODE D'ESSAI	RÉSULTAT DE L'ESSAI	NATURE DE LA PRÉPARATION PURE ou conforme au Codex	 IMPURE non conforme au Codex
Borate de soude.	Borate de soude prismatique contenant 47 °/o d'eau. } 2 variétés. Borate de soude octaédrique contenant 35 °/o d'eau. } On préfère en pharmacie le borate de soude prismatique ; il se présente en masses cristallines, incolores, dures, demi-transparentes, s'effleurissant légèrement à l'air ; assez soluble et caractérisé par les réactifs des borates.	Essayé par : Le chlorure de baryum ;	Pas de réaction.	Pur.	
		L'azotate d'argent.	Réaction.	....	Sulfates ou chlorures.
Bromure de potassium.	Sel incolore, cristallisé en prismes rectangulaires ou en cubes souvent accolés les uns aux autres, saveur âcre ; soluble dans l'eau, presque insoluble dans l'alcool à 90°. Caractérisé par les réactifs des bromures.	On chauffe dans un tube à essai 0,50 de bromure dissous dans un peu d'eau avec quelques gouttes de perchlorure de fer (Procédé Bouis).	Il se dégage des vapeurs qui bleuissent une petite bande de papier amidonné placée à l'orifice du tube.	....	Iode ou iodures A.
		Dans une cornue munie de son récipient on distille un mélange de : Bromure de potassium...... 2 gr. Bichromate de potasse...... 3 » Acide sulfurique........ 6 » On verse le liquide qui a passé à la distillation dans un tube et on le traite par 2 grammes d'ammoniaque en excès (Procédé Rose).	L'eau ammoniacale n'est pas colorée.	Pur.	
			L'eau ammoniacale est colorée en jaune par l'acide chloro-chromique.	....	Chlorures F.
		Essayé par : Le chlorure de baryum ;	Pas de réaction.	Pur.	
		L'eau de chaux.	Réaction.	....	Sulfates ou carbonates.

Médicaments chimiques (*Suite*).

NOMS	CARACTÈRES	MÉTHODE D'ESSAI	RÉSULTAT DE L'ESSAI	NATURE DE LA PRÉPARATION — PURE ou conforme au Codex	NATURE DE LA PRÉPARATION — IMPURE non conforme au Codex
Calomel à la vapeur	Blanc, inodore, insipide, pesant, volatil, insoluble dans l'eau et l'alcool. Caractérisé par les réactifs des sels de mercure au minimum.	On chauffe dans un tube à essai sur une lampe à alcool 0gr,50 de calomel.	Se volatilise sans se carboniser.	Pur.	
			Ne se volatilise pas complètement et laisse un résidu.	....	Substances étrangères : Amidon, gomme, sulfate, phosphate et carbonate de chaux, carbonate de plomb, sulfate de baryte F.
		On agite dans un tube 1 gr. de calomel avec 10 gr. d'eau distillée, on filtre et on ajoute quelques gouttes de sulfhydrate d'ammoniaque.	Le liquide filtré n'est ni coloré, ni troublé.	Pur.	
			Le liquide filtré précipite en noir.	....	Bi-chlorure de mercure A.
Carbonate d'ammoniaque.	Blanc, translucide, d'une saveur âcre et piquante ; d'une odeur ammoniacale ; verdit le sirop de violettes ; soluble dans l'eau froide ; se volatilise par la chaleur ; s'altère à l'air, s'y désagrège peu à peu, perd son odeur, se transforme en bi-carbonate d'ammoniaque et devient comme une poussière farineuse. Dans ces conditions, il doit être rejeté.	Chauffé dans un tube à essai sur une lampe à alcool.	Se volatilise complètement.	Pur.	
			Se volatilise en partie en laissant un résidu.	....	Substances étrangères fixes (chlorhydrate d'ammoniaque, chlorure de sodium) F.
		Essayé par : Les réactifs du plomb ;	Pas de réaction.	Pur.	
		Les réactifs du cuivre.	Réaction.	....	Plomb ou cuivre A.
Carbonate de chaux (craie préparée)	Le carbonate de chaux médicinal est blanc, amorphe, pulvérulent, insipide et insoluble dans l'eau ; soluble sans résidu et effervescence dans l'acide chlorhydrique.	Essayé par l'azotate d'argent.	Trouble, mais pas de précipité.	Acceptable.	
			Précipité.	....	Chlorures A.
Carbonate de fer (sous-) (safran de mars apéritif).	Combinaison mal définie qui est un mélange en proportions variables de carbonates et d'acides ferreux et ferriques ; se présente sous la forme d'une poudre fine bleuâtre soluble à froid et avec effervescence dans l'acide chlorhydrique.	On traite 1 gr. de ce sel dans un tube à essai avec 20 gr. d'eau distillée environ ; on agite et on traite la liqueur surnageante par le chlorure de baryum.	Pas de précipité.	Pur.	
			Précipité blanc.	....	Sulfates de soude ou de fer provenant d'un lavage imparfait A.

Médicaments chimiques (*Suite*).

NOMS	CARACTÈRES	MÉTHODE D'ESSAI	RÉSULTAT DE L'ESSAI	NATURE DE LA PRÉPARATION — PURE ou conforme au Codex	NATURE DE LA PRÉPARATION — IMPURE non conforme au Codex
Carbonate de magnésie (magnésie blanche).	Se trouve dans le commerce sous forme de pains rectangulaires ou carrés, blancs, très légers, inodores, insipides; il est insoluble dans l'eau, soluble avec effervescence dans les acides; verdit le sirop de violettes; chauffé au rouge, il se décompose et laisse la magnésie pour résidu.	On arrose dans un tube 1 gr. de carbonate de magnésie avec 10 gr. d'acide azotique étendu, et on essaye la solution par l'oxalate d'ammoniaque, le chlorure de baryum, l'azotate d'argent, l'hydrogène sulfuré.	Pas de réaction.	Pur.	
			Réaction.	....	Sels de chaux, sulfates, chlorures, métaux.
Carbonate de potasse pur (sel de tartre).	On doit employer, à l'exclusion de tout autre, le carbonate de potasse obtenu par la calcination du bi-tartrate de potasse. C'est un sel solide, incolore, déliquescent, très soluble dans l'eau, insoluble dans l'alcool.	On dissout un peu de carbonate de potasse dans l'eau distillée, on acidule la liqueur par l'acide azotique et on l'essaye par l'oxalate d'ammoniaque, le chlorure de baryum, l'azotate d'argent, l'hydrogène sulfuré.	Pas de réaction.	Pur.	
			Réaction.	....	Sels de chaux, sulfates, chlorures, métaux.
Carbonate de potasse (bi-).	Sel blanc cristallisé en prismes rhomboïdaux terminés par des sommets dièdres d'une saveur alcaline.	On l'essaye comme le carbonate de potasse.			
Carbonate de soude.	Gros prismes rhomboïdaux ou masses cristallisées irrégulières s'effleurissant très vite, possédant une saveur et une réaction alcalines. Le sel du commerce est assez pur en général pour les bains, les lotions et les préparations pour l'usage externe; mais on doit l'employer à l'état pur pour les médicaments destinés à l'usage interne.	On l'essaye comme le carbonate de potasse.			
Carbonate de soude (bi-).	Sel blanc d'une saveur alcaline.	On l'essaye comme le carbonate de potasse.			
Chloral hydraté.	Se présente sous la forme de masses cristallines incolores, possédant l'odeur et la saveur du chloral; il est soluble dans l'eau, volatil à la température ordinaire.	On le dissout dans l'eau et on l'essaye par le nitrate d'argent.	Pas de changement.	Pur.	
			Précipité blanc.	....	Acide chlorhydrique A.
		On le chauffe dans un tube avec un peu d'acide azotique.	Pas de vapeurs rutilantes.	Pur.	
			Donne vapeurs rutilantes.	....	Alcoolate de chloral.
		On chauffe 0gr,50 de chloral dans un tube à essai sur une lampe à alcool.	Se fond, puis se volatilise sans résidu.	Conforme.	
			Se fond, se volatilise et laisse un résidu.	....	Substances étrangères.

Médicaments chimiques (*Suite*).

NOMS	CARACTÈRES	MÉTHODE D'ESSAI	RÉSULTAT DE L'ESSAI	NATURE DE LA PRÉPARATION PURE ou conforme au Codex	NATURE DE LA PRÉPARATION IMPURE non conforme au Codex
Chlorate de potasse.	Sel blanc cristallisé en lamelles ou paillettes hexagonales, nacrées, d'une saveur fraîche et inaltérables à l'air. On le reconnaît à l'aide des réactifs des chlorates.	On l'essaye par l'azotate d'argent, l'oxalate d'ammoniaque.	Pas de réaction.	Conforme.	
			Réaction.		Chlorures ou sels calcaires.
		On dissout 2 gr. de chlorate de potasse dans l'alcool fort et chaud ; on décante le liquide et on l'enflamme.	L'alcool brûle sans flamme.	Conforme.	
			L'alcool brûle avec une flamme verte.		Acide borique.
Chlorhydrate d'ammoniaque.	Se présente en masses blanches, demi-transparentes, d'une texture fibreuse, inaltérables à l'air, possédant une saveur piquante désagréable. Peu soluble dans l'eau froide : très soluble dans l'eau bouillante et l'alcool faible. La chaleur le volatilise entièrement.	2 décigr. sont chauffés dans un tube à essai sur une lampe à alcool.	Volatilisation complète.	Pur.	
			Volatilisation incomplète, résidu.		Substances étrangères fixes.
		On l'essaye par le chlorure de baryum, les réactifs du fer, les réactifs du zinc.	Pas de réaction.	Pur.	
			Réaction.		Sulfates, fer, zinc A.
Chlorhydrate de morphine.	Sel blanc cristallisé en aiguilles prismatiques d'un éclat soyeux. Soluble dans l'alcool, dans l'eau, surtout bouillante.	On pèse 1 gr. de chlorhydrate de morphine et on le fait sécher.	Pèse le même poids.	Conforme.	
			Pèse moins après dessiccation.		Excès d'eau A.
		On touche le chlorhydrate de morphine avec de l'acide sulfurique concentré.	Le sel ne change pas de couleur.	Conforme.	
			Le sel se charbonne et noircit.		Sucre F.
Chloroforme.	Liquide limpide, incolore, mobile, odeur éthérée d'une saveur piquante et sucrée. Peu soluble dans l'eau, soluble dans l'alcool et l'éther. Il est nécessaire d'essayer le chloroforme, qui, soit par suite d'une mauvaise préparation ou du temps, peut contenir des composés chlorés (chlore, acide chlorhydrique, acide hypochloreux) qui le rendent caustique et vénéneux.	On agite le chloroforme, dans un tube à essai, avec de l'eau distillée. L'eau étant décantée, on l'essaye :			
		1° Avec du papier bleu de tournesol ;	Le papier ne change pas de couleur.	Conforme.	
			Le papier rougit.		Acide chlorhydrique.
		2° Avec l'azotate d'argent.	Pas de changement.	Pur.	
			Précipité blanc.		Chlore, acide chlorhydrique, acide hypochloreux.
		On agite le chloroforme avec un peu de binitro-sulfure de fer (procédé Roussin).	Le chloroforme reste clair et limpide.	Conforme.	
			Le chloroforme prend une teinte brune foncée dont l'intensité varie avec la proportion des impuretés.		Alcool, esprit de bois, éther.

NOMS	CARACTÈRES	MÉTHODE D'ESSAI	RÉSULTAT DE L'ESSAI	NATURE DE LA PRÉPARATION	
				PURE ou conforme au Codex	IMPURE non conforme au Codex
Chlorure de fer liquide (per-).	On l'emploie à l'état de solution marquant 30° Baumé. C'est un liquide d'un rouge fauve, limpide, saveur très astringente. Ne doit être que faiblement acide.	On le met dans un tube avec de la limaille de fer.	Pas de dégagement de gaz.	Pur.	
			Dégagement d'hydrogène.	....	Excès d'acide chlorhydrique.
		On le traite par le ferri-cyanure de potassium.	Pas de précipité.	Pur.	
			Précipité bleu.	....	Protochlorure de fer.
Chlorure de mercure (bi-).	Blanc, satiné, inodore ; saveur âpre, métallique, dé-agréable; volatil, soluble dans l'alcool et dans l'éther.	On chauffe dans un tube à essai 0gr,10 de bi-chlorure de mercure, au-dessus d'une lampe à alcool.	Se volatilise complètement.	Pur.	
			Se volatilise incomplètement et laisse un résidu.	....	Substances fixes F.
Citrate de fer ammoniacal.	Se présente sous forme d'écailles ou de paillettes de couleur grenat, d'une saveur atramentaire peu prononcée. Il est déliquescent, peu soluble dans l'eau, insoluble dans l'alcool.	Trituré avec de la chaux.	Dégagement d'ammoniaque.	Conforme.	
			Pas de dégagement d'ammoniaque.	....	Tartrate de fer et de potasse souvent substitué F.
Citrate de magnesie.	Blanc, pulvérulent, insipide, neutre, soluble dans l'eau.	Chauffé sur une lame de platine.	Ne donne pas odeur de caramel.	Conforme.	
			Donne odeur de caramel.	....	Tartrate de magnésie F.
	On trouve, depuis longtemps, dans le commerce, un prétendu *citrate de magnésie effervescent* qui nous vient d'Angleterre. Il est blanc, granulé, et se dissout facilement dans l'eau, en produisant une assez vive effervescence. C'est, suivant Draper, un mélange d'acide tartrique, de bicarbonate de soude et d'un peu de sulfate de magnésie.	....	....	....	Non conforme : doit être rejeté.
Codéine.	Cristallise en octaèdres réguliers, incolores et transparents ; saveur amère ; elle est soluble dans l'eau, l'alcool, l'éther ; elle est insoluble dans les alcalis. Elle ne rougit pas par l'acide nitrique. Elle ne bleuit pas par les persels de fer.	Calcinée sur une lame de platine au-dessus d'une lampe à alcool.	Disparaît complètement sans laisser de résidu et sans produire l'odeur de caramel.	Conforme.	
			Brûle en laissant un résidu et en produisant l'odeur de caramel.	....	Sucre candi F.
		Traitée par : L'acide nitrique ;	Rougit.		
		Les persels de fer ;	Bleuit.		
		L'azotate d'argent ;	Précipité blanc caillebotté soluble dans l'ammoniaque.	....	Chlorhydrate de morphine F.
		La potasse.	Précipité soluble dans excès d'alcali.		

Médicaments chimiques (*Suite*).

NOMS	CARACTÈRES	MÉTHODE D'ESSAI	RÉSULTAT DE L'ESSAI	NATURE DE LA PRÉPARATION	
				PURE ou conforme au Codex	IMPURE non conforme au Codex
Créosote.	Elle doit être extraite du goudron de hêtre; c'est un liquide incolore, transparent, possédant une consistance oléagineuse, une odeur particulière analogue à celle de la viande fumée; soluble dans l'eau, l'alcool, l'éther.	On agite dans un tube 1 gr. de créosote avec 1 gr. d'ammoniaque et on chauffe sur la lampe à alcool.	La créosote ne se mélange pas.	Pure.	
			La créosote se mélange.	....	Acide phénique.
		On mélange dans un tube quelques gouttes de créosote avec 20 gr. d'eau distillée, et on ajoute à la solution 3 gouttes de perchlorure de fer.	Il se produit une coloration d'un brun foncé.	Pure.	
			Il se produit une coloration bleue.	....	La préparation a été faite non avec du goudron de bois, mais avec du goudron de houille.
Cyanure de mercure.	Cristallisé en prismes rhomboïdaux incolores; saveur styptique; soluble dans l'eau, l'alcool. Se reconnaît à l'aide des réactifs des cyanures.	On examine les cristaux.	Prismes rhomboïdaux.	Conforme.	
			Masses groupées et mamelonnées.	....	Cela indique que le cyanure contient de l'oxyde mercurique combiné. On doit le rejeter A.
Cyanure de potassium.	Cristallisé en cubes; blanc, inodore, répand à l'air des vapeurs cyanhydriques qui résultent de sa décomposition lente par l'eau et par l'acide carbonique de l'air; saveur âcre, alcaline. Le cyanure de potassium est d'une préparation délicate, difficile; l'état amorphe (masse fondue) sous lequel on le vend se prête beaucoup à la falsification. Il est donc nécessaire de l'essayer par le procédé Fordos et Gélis décrit dans tous les ouvrages d'analyse quantitative et rapporté dans le remarquable traité des falsifications de MM. Chevalier et Baudrimont.				
Dextrine.	Pulvérulente, légèrement jaunâtre, douée d'une odeur particulière; très soluble dans l'eau à laquelle elle fait prendre une consistance épaisse.	On mélange dans un tube 1 gr. de dextrine avec 2 gr. d'eau distillée.	Dissolution complète.	Conforme.	
			Dissolution incomplète avec résidu.	....	Substances étrangères (fécule).
		On ajoute à la solution aqueuse de dextrine 1 goutte de teinture d'iode.	La solution se colore en brun.	Conforme.	
			La solution se colore en bleu.	....	Fécule F.

NOMS	CARACTÈRES	MÉTHODE D'ESSAI	RÉSULTAT DE L'ESSAI	NATURE DE LA PRÉPARATION	
				PURE ou conforme au Codex	IMPURE non conforme au Codex
Digitaline.	Blanche, inodore : elle peut se présenter en petites écailles, ou en masses poreuses mamelonnées, ou en belles aiguilles cristallines d'un blanc argentin.	Pour essayer les granules de digitaline on dissout plusieurs granules dans l'alcool.			
	Très amère, soluble dans l'alcool, presque insoluble dans l'eau et dans l'éther, très soluble dans le chloroforme.	On goûte la liqueur alcoolique.	Elle n'est pas amère.		
	Caractère. — Avec l'acide chlorhydrique elle donne une liqueur d'un beau vert émeraude. Aujourd'hui, on connaît trois sortes de digitaline : 1° La digitaléine allemande ou digitaléine : amorphe, soluble dans l'eau ; 2° La digitaline française : amorphe, insoluble dans l'eau ; 3° La digitaline cristallisée de Nativelle : la seule qui représente le principe actif de la digitaline à l'état de pureté. Les granules de digitaline sont souvent falsifiés et ne contiennent pas de digitaline ainsi que cela a été constaté par MM. Homolle et Quévenne. Pour les essayer voir ci contre.	On traite la liqueur alcoolique par l'acide chlorhydrique.	Elle ne donne pas de couleur vert émeraude.	....	Les granules ne contiennent pas de digitaline F.
Éther sulfurique.	Liquide incolore, limpide, d'une odeur suave et neutre au papier de tournesol, marque 63° Baumé. Mélangé avec PE d'alcool, il prend le nom de liqueur anodine d'Hoffmann.	Essayé avec papier bleu de tournesol.	Le papier n'est pas rougi.	Pur.	
			Le papier est rougi.	....	Acides sulfurique ou sulfureux libres A.
		On abandonne un peu d'éther à l'évaporation spontanée dans une petite capsule de porcelaine.	Se volatilise sans résidu.	Pur.	
			Se volatilise en laissant un résidu aqueux ou huileux.	....	Eau, alcool, alcool amylique F.
Fer (limaille de).	Poudre brillante, complètement attirable par l'aimant, lorsqu'elle est préparée conformément au Codex.	On traite la limaille de fer par un peu d'ammoniaque.	L'ammoniaque ne se colore pas.	Pur.	
			L'ammoniaque se colore en bleu au bout d'un instant.	....	Cuivre A.
		On met un peu de limaille sur du papier blanc.	La limaille donne au papier une couleur ocreuse.	....	Renferme rouille et doit être rejetée A.

Médicaments chimiques (*Suite*).

NOMS	CARACTÈRES	MÉTHODE D'ESSAI.	RÉSULTAT DE L'ESSAI.	NATURE DE LA PRÉPARATION — PURE ou conforme au Codex	NATURE DE LA PRÉPARATION — IMPURE non conforme au Codex
Fer réduit par l'hydrogène.	Provient de la réduction par l'hydrogène du fer sesquioxydé. Son aspect, sa ténuité, sa couleur varient avec les circonstances qui ont présidé à sa préparation. Il est noir ou gris et très altérable.	On le dissout dans l'acide sulfurique étendu.	Se dissout en dégageant de l'hydrogène inodore et en formant un liquide bleuâtre.	Conforme.	
			Se dissout en dégageant de l'hydrogène sulfuré odorant.	....	Sulfure de fer F.
			Se dissout en laissant un résidu.	....	Graphite. Plombagine F.
		On le projette sur des charbons ardents.	Ne répand pas d'odeur.	Pur.	
			Répand une odeur alliacée.	....	Renferme un composé arsénical A.
Glycérine.	Liquide sirupeux, incolore, inodore, d'une saveur douce et sucrée. Densité 28° Baumé. Se mélange en toutes proportions à l'eau et à l'alcool ; neutre au papier de tournesol.	Essayée par le papier bleu et rouge de tournesol.	Aucun papier ne change de couleur.	Conforme.	
			Les ou un papier changent de couleur.	....	Acide ou alcaline.
		Essayée par l'oxalate d'ammoniaque, le chlorure de baryum, l'azotate d'argent, l'hydrogène sulfuré.	Pas de réaction.	Conforme.	
			Il se forme un précipité.	....	Altérations dues soit à un sel de chaux, à des sulfates, à des chlorures, à des métaux A.
		Essayée avec la liqueur cupro-potassique de Fromnherz.	Pas de réduction.	Conforme.	
			Réduction.	....	Glucose ou dextrine F.
		On dissout dans un tube à essai 1 gr. de glycérine dans 2 gr. d'eau distillée, on ajoute 1 gr. de solution de potasse et on chauffe.	Pas de changement.	Conforme.	
			La solution se colore en brun.	....	Renferme des matières sucrées : glucose, miel, sirop de sucre F.
Hypochlorites.	Sous le nom d'hypochlorites, ou de chlorures d'oxydes, chlorures désinfectants ou chlorures décolorants, on désigne 3 sortes de composés usités en médecine, mais surtout employés dans les arts. Ce sont : l'hypochlorite de chaux, l'hypochlorite de potasse (eau de Javel), l'hypochlorite de soude (liqueur de Labarraque).	Afin de rechercher la richesse en chlore contenue dans ces différentes substances, on se sert des procédés de chlorométrie, décrits avec le plus grand soin dans le *Dictionnaire des falsifications* de MM. Chevalier et Baudrimont.			

Médicaments chimiques (*Suite*).

NOMS	CARACTÈRES	MÉTHODE D'ESSAI	RÉSULTAT DE L'ESSAI	NATURE DE LA PRÉPARATION: PURE ou conforme au Codex	NATURE DE LA PRÉPARATION: IMPURE non conforme au Codex
Iode.	Se présente sous la forme de paillettes ou d'écailles d'un noir bleuâtre et pourvues d'une espèce d'éclat métallique. Odeur forte caractéristique; saveur très âcre; peu soluble dans l'eau; très soluble dans l'alcool, l'éther, le chloroforme, le sulfure de carbone, les solutions d'iodure de potassium et de potasse caustique.	Chauffé dans un tube sur une lampe à alcool.	Se volatilise complètement sans laisser de résidu.	Conforme.	
			Se volatilise incomplètement en laissant un résidu.	....	Falsifié, et peut contenir charbon, houille, ardoise pilée, etc. F.
		On presse un peu d'iode entre deux feuilles de papier à filtrer.	Les feuilles ne sont pas mouillées.	Conforme.	
			Les feuilles de papier sont mouillées.	....	Eau F.
Iodoforme.	Cristaux lamellaires hexagonaux d'une belle couleur jaune, d'une odeur vive qui rappelle celle du safran; insoluble dans l'eau; soluble dans l'alcool, l'éther, le chloroforme, le sulfure de carbone.	Chauffé dans un tube sur une lampe à alcool.	Se volatilise complètement.	Conforme.	
			Se volatilise incomplètement.	....	Substances étrangères fixes F.
Iodure mercureux (proto-iodure de mercure).	Jaune verdâtre, volatil, rougit quand on le sublime et redevient jaune par le refroidissement; insoluble dans l'eau et l'alcool.	Chauffé dans un tube à essai sur une lampe à alcool.	Se volatilise complètement.	Conforme.	
			Se volatilise incomplètement.	....	Substances étrangères fixes F.
Iodure mercurique (bi-iodure de mercure).	Couleur rouge vif, volatil; chauffé, il devient jaune, fond, se sublime et se condense en belles lames rhomboïdales d'un jaune d'or, qui deviennent d'un rouge éclatant par le refroidissement. Insoluble dans l'eau, soluble dans l'alcool, très soluble dans l'iodure de potassium.	Chauffé dans un tube à essai sur une lampe à alcool.	Se volatilise complètement.	Conforme.	
			Se volatilise incomplètement.	....	Substances étrangères (cinabre, minium, sulfate de baryte) F.
Iodure de plomb.	En poudre ou en trochisques d'un beau jaune vif, à peine soluble dans l'eau froide, plus soluble dans l'eau bouillante. Présente les caractères chimiques des iodures et des sels de plomb.	On triture 1 gr. d'iodure avec 3 ou 4 gr. de potasse caustique et 10 gr. d'eau.	Il y a décoloration complète et le résidu devient blanc.	Conforme.	
			Il n'y a pas décoloration complète et le dépôt insoluble reste jaune.	....	Chromate de plomb.

NOMS	CARACTÈRES	MÉTHODE D'ESSAI	RÉSULTAT DE L'ESSAI	NATURE DE LA PRÉPARATION	
				PURE ou conforme au Codex	IMPURE non conforme au Codex
Iodure de potassium.	Sel blanc inodore, cristallisé en cubes. Saveur âcre. Soluble dans l'eau et l'alcool.	On dissout de l'iodure de potassium dans l'eau distillée et on essaye la solution par :			
	N. B. — La présence du carbonate de potasse dans l'iodure de potassium n'est pas toujours une preuve de falsification, car les iodures du commerce, sous l'influence de ce carbonate, cristallisent mieux, et leurs cristaux prennent alors une opacité qui est recherchée par les consommateurs. Ainsi la présence de 1 à 3 % de carbonate dans l'iodure ne doit pas être considérée comme le résultat d'un mélange frauduleux, mais plutôt d'une fabrication défectueuse.	L'eau de chaux ;	Pas de réaction.	Pur.	
		Le chlorure de baryum ; Le nitrate d'argent ;	Réaction.	....	Carbonates, sulfates ou chlorures.
		Un acide étendu.	Fait effervescence.		
		Le papier de tournesol rouge.	Ramène au bleu le papier.	....	Carbonate de potasse en grande quantité F.
		On neutralise la solution par un peu d'acide sulfurique, et on ajoute goutte à goutte de l'eau chlorée.	La liqueur ne change pas de couleur.	Conforme.	
			La liqueur devient jaune.	....	Brome et bromures A.
		N. B. — Le bromure de potassium peut être dosé par le procédé de J. Personne (sulfate de cuivre et acide sulfureux) décrit dans le *Dictionnaire des falsifications* de MM. Chevalier et Baudrimont.			
Kermès minéral.	1° Poudre légère, d'un brun rougeâtre foncé, offrant un aspect velouté, insipide, inodore, lorsqu'il est obtenu par voie humide, *procédé Cluzel* (*kermès officinal*) ;	On traite à froid le kermès per l'ammoniaque.	L'ammoniaque ne se colore pas.	Pur.	
			L'ammoniaque se colore en jaune.	....	Soufre doré d'antimoine ou sulfure d'arsenic A.
	2° Poudre moins foncée, plus briquetée, moins belle, non veloutée, lorsque le kermès est obtenu par voie sèche, d'après le *procédé de Berzélius* (*kermès vétérinaire*).	On traite le kermès par l'acide chlorhydrique concentré et bouillant.	Dissolution complète, incolore.	Conforme.	
			Dissolution complète, jaune, que le ferrocyanure de potassium précipite abondamment en bleu.	....	Kermès ferrugineux A.
			Dissolution incomplète avec résidu.	....	Brique F.
		On projette une pincée de kermès dans un verre d'eau.	Le kermès se précipite au fond du vase.	Pur.	
			Le kermès seul se précipite, et il surnage une poudre rouge (Cottereau).	....	Santal F.

Médicaments chimiques (*Suite*).

NOMS	CARACTÈRES	MÉTHODE D'ESSAI	RÉSULTAT DE L'ESSAI	NATURE DE LA PRÉPARATION	
				PURE ou conforme au Codex	IMPURE non conforme au Codex
Lactate de fer.	Sel blanc, légèrement verdâtre, soluble dans l'eau plus à chaud qu'à froid. A l'état pulvérulent il est quelquefois additionné de sulfate de protoxyde de fer desséché, de sucre de lait (lactine), d'amidon.	On dissout le lactate de fer et on l'essaye par le chlorure de baryum.	Pas de précipité.	Conforme.	
			Précipité blanc insoluble dans l'acide nitrique.	....	Sulfate de fer F.
		On dissout le lactate de fer dans l'eau distillée.	Solution complète sans résidu.	Conforme.	
			Dissolution incomplète, et le résidu n'est pas bleui par la teinture d'iode.	....	Lactine F.
			Résidu bleui par la teinture d'iode.	....	Amidon F.
Oxyde blanc d'antimoine.	Voir *Antimoine diaphorétique*.				
Oxyde de magnesium (magnésie calcinée).	Poudre blanche légère, inodore, d'une saveur terreuse un peu alcaline.	On agite dans un tube un peu de magnésie avec de l'eau acidulée par l'acide sulfurique.	Se dissout sans effervescence.	Conforme.	
			Se dissout avec effervescence.	....	Carbonates ou acide carbonique F.
		On mélange de la magnésie avec de l'eau.	Le mélange ne s'échauffe pas.	Conforme.	
			Le mélange s'échauffe.	....	Chaux F.
Oxyde mercurique (oxyde rouge de mercure).	Poudre rouge orangé, inodore, légèrement soluble dans l'eau.	On chauffe un peu de cet oxyde dans un tube à essai.	Se volatilise complètement.	Conforme.	
			Se volatilise incomplètement en laissant un résidu.	....	Minium, ocre ou brique pilée F.
Oxyde de potassium (potasse).	Solide, blanc, cassant, déliquescent à l'air, humide, soluble dans l'eau et l'alcool.	On dissout un peu de potasse dans l'eau distillée; on acidule par quelques gouttes d'acide azotique, et on essaye la solution par :			
		Le chlorure de baryum.	Pas de réaction.	Conforme.	
		L'azotate d'argent.	Réaction.	....	Sulfates ou chlorures A.

Medicaments chimiques (*Suite*).

NOMS	CARACTÈRES	MÉTHODE D'ESSAI	RÉSULTAT DE L'ESSAI	NATURE DE LA PRÉPARATION	
				PURE ou conforme au Codex	IMPURE non conforme au Codex
Oxyde de zinc.	Poudre blanche insipide, inodore, insoluble dans l'eau. Jaunit par la chaleur, mais par le refroidissement il redevient blanc.	On agite dans un tube un peu d'oxyde de zinc avec de l'eau acidulée par l'acide sulfurique.	Pas d'effervescence.	Conforme.	
			Effervescence.	....	Craie F.
	L'oxyde de zinc obtenu par la calcination du métal au contact de l'air (fleurs de zinc) est plus léger que celui qui a été préparé par voie humide.	On agite dans un tube un peu d'oxyde de zinc avec de l'eau bouillante, et on essaye la liqueur par la teinture d'iode.	La liqueur ne change pas de couleur.	Conforme.	
			La liqueur prend une couleur bleue.	....	Amidon F.
Pepsine.	On trouve dans le commerce pharmaceutique un grand nombre de pepsines différant les unes des autres par leur aspect, leur origine et leur valeur. — Il est impossible d'en apprécier la qualité médicamenteuse sans en faire l'essai. — On consultera, dans ce cas, l'ouvrage de MM. Chevalier et Baudrimont.	Odeur franche et non putride. — On la dissout dans l'eau, et on traite la solution par : La chaleur ; L'acide nitrique froid ;	Pas de coagulation.	Conforme.	
			Coagulation.	....	Albumine F.
		L'hydrogène sulfuré.	Ne noircit pas.	Conforme.	
			Noircit.	....	Plomb A.
Phosphate de chaux.	Le phosphate de chaux obtenu par la calcination des os est blanc grisâtre. — Celui qui est obtenu par précipitation est d'une blancheur parfaite. — Il est insipide et insoluble dans l'eau.	On met 1 gr. de phosphate de chaux dans un tube et on ajoute 5 gr. d'acide nitrique.	Dissolution complète sans effervescence.	Conforme.	
			Dissolution complète avec effervescence.	....	Carbonate de chaux F.
Santonine.	Principe immédiat du semen-contra. — Elle est en tables prismatiques brillantes, incolores. — Elle est insipide, inodore, volatile, soluble dans l'eau, dans l'alcool, l'éther et surtout le chloroforme. *Réaction caractéristique.* — On chauffe légèrement dans un tube 0,20 de santonine avec 1 gr. de solution alcoolique de potasse, et on obtient une liqueur rouge pourpre.	On délaye un peu de santonine dans de l'alcool et on enflamme l'alcool.	La flamme de l'alcool est incolore.	Conforme.	
			La flamme de l'alcool est verte.	....	Acide borique F.
Savon amygdalin.	On le prépare avec lessive des savonniers (10 p.) et huile d'amandes douces filtrée (21 p.) — On l'emploie particulièrement pour l'usage interne. —	On mélange dans un tube 1 gr. de savon dans 6 gr. d'alcool.	Le mélange reste fluide.	Conforme.	
			Le mélange prend une consistance gélatineuse.	....	Le savon est préparé avec de la graisse animale F.

Médicaments chimiques (*Suite*).

NOMS	CARACTÈRES	MÉTHODE D'ESSAI	RÉSULTAT DE L'ESSAI	NATURE DE LA PRÉPARATION	
				PURE ou conforme au Codex	IMPURE non conforme au Codex
Savon amygdalin (*suite*).	Il est blanc, solide, non graisseux, soluble dans l'eau distillée et l'alcool.	Trituré avec du bichlorure de mercure.	Pas de changement.	Conforme.	
			Coloration rouge.	....	Alcali libre A.
		Délayé dans l'eau, si on ajoute de l'ammoniaque.	Pas de coloration.	Conforme.	
			Coloration bleue.	....	Cuivre A.
Soufre doré d'antimoine (oxysulfure d'antimoine sulfuré hydraté).	Poudre fine, d'une belle couleur rouge orangée, insipide, inodore, insoluble dans l'eau. Chauffée dans un tube de verre, elle abandonne du soufre et laisse un résidu noir de sulfure d'antimoine.	On dissout dans un tube 5 décigr. de soufre doré avec 4 gr de solution de potasse.	Se dissout sans résidu.	Conforme.	
			Se dissout en partie en laissant un résidu.	....	Substances étrangères (oxyde de fer, tuile pilée) F.
Soufre (précipité) Magistère de soufre.	Poudre fine, légère, couleur jaune pâle. — Lorsqu'il est mal lavé il a une faible odeur d'acide sulfhydrique.	Chauffé dans un tube.	Se volatilise sans laisser de résidu.	Conforme.	
			Se charbonne et laisse un résidu.	....	Matières organiques ou matières fixes A.
		On fait bouillir dans l'eau un peu de soufre précipité, et on essaye l'eau décantée par la teinture d'iode.	Pas de changement.	Conforme.	
			L'eau décantée prend une coloration bleue.	....	Amidon F.
Soufre (lavé).	Poudre jaune citron terne insoluble dans l'eau.	Chauffé sur une lame de platine.	Se volatilise sans laisser de résidu.	Conforme.	
			Se charbonne et laisse un résidu.	....	Poussière, amidon F.
		On le délaye dans l'eau et on essaye l'eau décantée par le papier bleu de tournesol.	Le papier n'est pas rougi.	Conforme.	
			Le papier est rougi.	....	Acide sulfurique ou sulfureux.
		On arrose dans un ballon 2 gr. de la substance avec 6 gr d'ammoniaque ; on laisse en contact pendant plusieurs heures en agitant fréquemment ; on filtre et on ajoute au liquide filtré un excès d'acide chlorhydrique.	Pas de changement ou trouble insignifiant.	Conforme.	
			Précipité jaune floconneux.	....	Sulfure d'arsenic A.

Médicaments chimiques (*Suite*).

NOMS	CARACTÈRES	MÉTHODE D'ESSAI	RÉSULTAT DE L'ESSAI	NATURE DE LA PRÉPARATION	
				PURE ou conforme au Codex	IMPURE non conforme au Codex
Strychnine.	Elle se présente sous forme de gros prismes à quatre pans pyramidés, inaltérables à l'air, ou bien elle est en poudre blanche. — Elle est incolore, inodore ; saveur amère et persistante. — Elle est peu soluble dans l'eau, l'alcool absolu, l'éther pur. — Elle est soluble dans l'alcool ordinaire et le chloroforme.	On arrose dans un tube 2 centigr. de strychnine avec quelques gouttes d'acide azotique étendu.	La solution reste incolore.	Conforme.	
			La solution se colore en rouge.	....	Brucine.
		Chauffée sur une lame de platine.	Se volatilise sans résidu.	Conforme.	
			Se volatilise incomplètement en laissant un résidu.	....	Matières fixes (magnésie, amidon, sels d'une valeur minime) F.
	Réaction caractéristique. — On arrose 2 centigr. de strychnine avec 3 ou 4 gouttes d'acide sulfurique concentré sans chauffer, et on met dans la solution un petit cristal de bichromate de potasse. La solution prend une couleur bleue ou violette passant bientôt au rouge et ensuite au vert.	On traite la strychnine par l'eau acidulée par l'acide sulfurique.	Se dissout complètement.	Conforme.	
			Se dissout incomplètement.	....	Corps gras F.
		On traite la strychnine par l'eau.	Rien ne se dissout.	Conforme.	
			Il se dissout une partie de la matière.	....	Sucre F.

NOMS	CARACTÈRES	MÉTHODE D'ESSAI	RÉSULTAT DE L'ESSAI	PURE ou conforme au Codex	IMPURE non conforme au Codex
Sels de strychnine.	On connaît : 1° *Le sulfate de strychnine*, cristallisé en petits prismes rectangulaires ; 2° *Le chlorhydrate de strychnine*, se présente en aiguilles déliées ; 3° *L'azotate de strychnine*, se présente en aiguilles soyeuses et incolores. Ils se comportent comme la strychnine avec le bichromate de potasse et l'acide sulfurique.	Pour savoir s'ils sont falsifiés, on les soumet aux mêmes épreuves que l'alcaloïde lui-même.			
Sulfate d'alumine et de potasse (Alun).	Cristaux octaédriques ou masses compactes transparentes, s'effleurissant à l'air. — Saveur styptique un peu sucrée. — Rougit le tournesol. — Se reconnaît à l'aide des réactifs de l'alumine, de la potasse et de l'acide sulfurique.	On arrose dans un tube 5 décigr. d'alun avec une solution de potasse et on chauffe doucement.	Il ne se développe pas d'odeur ammoniacale.	Conforme.	
			Il se développe une odeur ammoniacale.	....	L'alun est à base d'ammoniaque F.
		On dissout un peu d'alun dans l'eau distillée et on ajoute à la solution du ferrocyanure de potassium.	Pas de changement.	Conforme.	
			La solution se colore en bleu.	....	Fer A.
Sulfate d'alumine et de potasse desséché (Alun calciné).	Obtenu en soumettant l'alun ordinaire à la calcination. — Masse blanche spongieuse, légère, friable.	Mêmes essais que pour l'alun.			

NOMS	CARACTÈRES	MÉTHODE D'ESSAI	RÉSULTAT DE L'ESSAI	NATURE DE LA PRÉPARATION — PURE ou conforme au Codex	NATURE DE LA PRÉPARATION — IMPURE non conforme au Codex
Sulfate d'atropine.	Cristallise en aiguilles réunies en aigrettes soyeuses. — Saveur très amère. — Très soluble dans l'eau et dans l'alcool. — Exerce une action énergique sur la pupille.	On chauffe un peu de la substance sur une lame de platine.	Se décompose en dégageant des vapeurs blanches irritantes sans laisser de résidu.	Conforme.	
			Brûle en laissant un résidu.	....	Substances fixes F.
		On essaye un peu de la substance avec :			
		1° L'acide azotique ;	Pas de réaction.	Conforme.	
			Coloration rouge.	....	Morphine F.
		2° Le sesquichlorure de fer.	Pas de réaction.	Conforme.	
			Coloration bleue.	....	Morphine F.
Sulfate de cuivre.	Gros cristaux prismatiques, transparents, d'une belle couleur bleue, d'une saveur âcre et styptique. — Présente les caractères des sels de cuivre.	On dissout le sulfate de cuivre dans l'eau	Pas de précipité.	Conforme.	
		et on fait bouillir cette solution avec un excès de potasse caustique ; on filtre et on ajoute aux liqueurs filtrées du sulfhydrate d'ammoniaque.	Précipité blanc.	....	Sulfate de zinc F.
		On dissout le sulfate de cuivre dans l'eau, on fait bouillir cette solution avec de l'acide azotique, et on ajoute un excès d'ammoniaque pour redissoudre le précipité d'oxyde de cuivre.	Il reste un précipité brun.	....	Fer F.
Sulfate de fer.	Cristallise en prismes rhomboïdaux obliques, d'une couleur vert bleuâtre claire, transparents, d'une saveur astringente et styptique. — Au contact de l'air, il s'effleurit peu à peu et prend une teinte ocreuse en se recouvrant de sous-sulfate ferrique.	On dissout du sulfate de fer dans l'eau et on plonge une lame de fer dans cette solution.	La lame ne change pas de couleur.	Conforme.	
			La lame se recouvre d'une couche rougeâtre et brillante de cuivre.	....	Sulfate de cuivre F.

Médicaments chimiques (*Suite*).

NOMS	CARACTÈRES	MÉTHODE D'ESSAI	RÉSULTAT DE L'ESSAI	NATURE DE LA PRÉPARATION — PURE ou conforme au Codex	NATURE DE LA PRÉPARATION — IMPURE non conforme au Codex
Sulfate de magnésie.	Prismes quadrangulaires brillants, incolores, doués d'une saveur amère caractéristique.	Rarement falsifié à cause de son prix peu élevé : on lui a cependant substitué le sulfate de soude. On reconnaît cette falsification à l'aide du procédé de Liebig décrit dans le *Dictionnaire* de MM. Chevalier et Baudrimont.			
Sulfate de morphine.	Voir *Morphine et ses sels*.				
Sulfate de potasse (sel duobus).	Prismes hexagonaux incolores, durs, d'une saveur désagréable, inaltérables à l'air. — Peu solubles dans l'eau froide; plus solubles dans l'eau chaude. — Se reconnaît à l'aide des réactifs des sulfates et de la potasse.	On dissout du sulfate de potasse dans l'eau bouillante et on ajoute à la solution du sulfhydrate d'ammoniaque.	Pas de changement.	Conforme.	
			Précipité foncé.	....	Métaux (fer, cuivre ou plomb) A.
Sulfate de quinine.	Masses blanches très légères formées par la réunion de petites aiguilles déliées, soyeuses et feutrées. — Très amer, peu soluble dans l'eau, l'éther; soluble dans l'alcool.	Chauffé sur une lame de platine.	Se volatilise sans aisser de résidu.	Conforme. — Pur.	
			Se volatilise incomplètement en laissant un résidu.	....	Sels minéraux (sulfate, carbonate de chaux, magnésie) F.
		On arrose $0^{gr},10$ de sulfate de quinine dans un tube à essai avec de l'eau aiguisée d'acide sulfurique.	Se dissout complètement.	Pur.	
			Se dissout incomplètement.	....	Corps gras (sulfate de chaux, fécule) F.
		On le délaye dans l'acide sulfurique concentré.	Pas de coloration.	Conforme.	
			La solution devient brune.	....	Sucre F.
			La solution est rouge.	....	Salicine, phloridzine F.
		On pèse 1 gr. de sulfate de quinine et on l'introduit dans un tube gradué en centimètres cubes; on verse sur le sel 10^{cc} d'éther alcoolisé et on agite le mélange; on ajoute 2^{cc} d'ammoniaque; on agite vivement, et on laisse reposer.	*Le sulfate essayé se dissout sans résidu.* On retrouve dans le tube 2 couches liquides distinctes 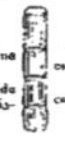 : Solution de quinine dans l'éther. 1re couche. Solution aqueuse de sulfate d'ammoniaque. 2e couche.	Pur.	

NOMS	CARACTÈRES	MÉTHODE D'ESSAI	RÉSULTAT DE L'ESSAI	NATURE DE LA PRÉPARATION PURE ou conforme au Codex	NATURE DE LA PRÉPARATION IMPURE non conforme au Codex
Sulfate de quinine (*suite*).			*Le sulfate essayé ne se dissout pas complètement;* et au bout de quelque temps il se forme un *dépôt blanc, caséeux, persistant de cinchonine insoluble dans l'éther,* entre la couche éthérée supérieure et la couche aqueuse inférieure (procédé de Liebig). Solution de quinine dans l'éther. Dépôt de cinchonine. Solution aqueuse de sulfate d'ammoniaque.	....	*Cinchonine.* N. B. — Les procédés de fabrication de sulfate de quinine ne sont pas assez parfaits pour éliminer complètement le sulfate de cinchonine. Aussi on admet une tolérance de 3 % de ce produit dans le sulfate de quinine. Mais en dehors de cette tolérance il y a falsification.
		On pèse 1 gr. de sulfate de quinine et on le fait dissoudre dans 50 gr. d'eau bouillante; on précipite la solution par un léger excès d'oxalate d'ammoniaque, et on filtre, pour séparer l'oxalate de quinine insoluble. Dans la liqueur filtrée on verse quelques gouttes d'ammoniaque.	Pas de précipité.	Pur.	
			Précipité *s'il y a de la quinidine,* parce que l'ammoniaque décompose l'oxalate de quinidine pour s'emparer de l'acide oxalique, en formant de l'oxalate d'ammoniaque.	....	Quinidine, appelée *cinchonidine* par Pasteur (nom adopté par la science). La quinidine (de O. Hesse) et la cinchonidine (de Pasteur) ne forment qu'une seule et même substance désignée sous deux noms différents.
Sulfate de soude.	Cristallise en prismes à quatre pans, très solubles dans l'eau. — Efflorescents, moins amers que le sulfate de magnésie, et laissant dans la bouche un sentiment de fraîcheur. — Suivant son mode de préparation il peut contenir accidentellement du fer, du cuivre, du plomb, du chlorure de sodium, du sulfate de magnésie, des sels ammoniacaux.	On dissout le sulfate de soude et on essaye la solution par :			
		a. L'hydrogène sulfuré.	Pas de changement.	Pur.	
			Coloration foncée.	....	Métaux (cuivre, plomb) A.
		b. Le nitrate d'argent.	Pas de changement.	Pur.	
			Précipité blanc.	....	Chlorure de sodium A.
		On broye le sulfate de soude avec un peu de potasse.	Pas d'odeur.	Pur.	
			Odeur ammoniacale.	....	Sels ammoniacaux A.

Médicaments chimiques (*Suite*).

NOMS	CARACTÈRES	MÉTHODE D'ESSAI	RÉSULTAT DE L'ESSAI	NATURE DE LA PRÉPARATION — PURE ou conforme au Codex	NATURE DE LA PRÉPARATION — IMPURE non conforme au Codex
Sulfate de zinc.	Incolore, transparent, saveur styptique, efflorescent, très-soluble dans l'eau.	On essaye une dissolution de sulfate de zinc avec du cyanure jaune.	Pas de précipité.	Conforme.	
			Précipité brun rougeâtre.	....	Cuivre A.
			Précipité bleu.	....	Fer A.
Sulfovinate de soude.	Se présente en tables hexagonales incolores, s'effleurissant à l'air; saveur fraîche et légèrement sucrée; soluble dans l'eau, l'alcool, peu soluble dans l'éther.	On le dissout dans l'eau et on essaye la solution par :			
		a. Le sulfate de magnésie.	Pas de précipité.	Conforme.	
			Précipité blanc insoluble dans l'acide azotique.	....	Sel de baryte (on doit le rejeter, car il est toxique dans ce cas).
		b. Le chlorure de baryum.	Pas de précipité.	Conforme.	
			Précipité insoluble dans l'acide azotique.	....	Sulfate F.
			Précipité soluble avec effervescence dans l'acide azotique.	....	Carbonate F.
Sulfure noir de mercure (Ethiops minéral).	Poudre noire de teinte uniforme, très fine et inaltérable à l'air, formée d'un mélange de sulfure de mercure et de soufre. Elle brûle avec une flamme sulfureuse bleuâtre.	On répand 1 gr. du produit sur une feuille de papier glacé et on l'examine à la loupe.	On n'aperçoit pas de globules de mercure métallique.	Conforme.	
			On voit des globules de mercure.	....	A rejeter.
		On chauffe librement à l'air 1 gr. du produit dans une petite capsule de porcelaine au-dessus d'une lampe à alcool.	Brûle avec une flamme bleue sans laisser de résidu.	Conforme.	
			Brûle en laissant un résidu.	....	Substances étrangères (cuivre, plomb) F.
Sulfure rouge de mercure (Cinabre).	Masses violettes ou d'un rouge foncé. — Cassure brillante et cristalline, se réduisant par la trituration en une poudre d'un rouge vif appelée *vermillon*. — Insipide, inodore, volatil.	Chauffé librement à l'air.	Se volatilise sans laisser de résidu.	Pur.	
			Se volatilise incomplètement en laissant un résidu.	....	Minium, oxyde de fer, brique pilée F.
		Projeté sur les charbons ardents.	Répand odeur sulfureuse.	Conforme.	
			Répand odeur alliacée.	....	Sulfures d'arsenic A.
Sulfure de potasse.	Se présente sous la forme de plaques d'une couleur jaune verdâtre et dont la cassure est rouge brun. — Exposé à l'air, il absorbe l'humidité et se liquéfie. — On doit le conserver dans des vases bien	On dissout 1 gr. de sulfure de potasse dans l'eau distillée.	Entièrement soluble, sans laisser de résidu.	Conforme.	
			Incomplètement soluble, laisse un résidu.	....	Préparé avec produits impurs F.

NOMS	CARACTÈRES	MÉTHODE D'ESSAI	RÉSULTAT DE L'ESSAI	NATURE DE LA PRÉPARATION — PURE ou conforme au Codex	NATURE DE LA PRÉPARATION — IMPURE non conforme au Codex
Sulfure de potasse (*suite*).	fermés, de capacité moyenne, afin d'éviter de trop nombreux contacts avec l'air extérieur.	On dissout 20 gr. de sulfure de potasse dans 200 gr. d'eau, on verse peu à peu de l'acide chlorhydrique dans la liqueur, jusqu'à ce qu'elle cesse de précipiter du soufre ; on filtre la liqueur, et on l'évapore dans une capsule jusqu'à ce qu'elle soit réduite à 10 gr. environ ; on laisse refroidir, et on essaye la liqueur par le bichlorure de platine.	Il se forme un précipité jaune grenu.	Conforme.	
			Il ne se forme pas de précipité jaune.	....	On a remplacé le sulfure de potasse par le sulfure de soude F.
Tartrate de potasse (bi-). Crème de tartre.	Sel blanc cristallisé en prismes rectangulaires courts terminés par un sommet dièdre et qui ne contiennent pas d'eau de cristallisation. — Saveur amère, désagréable, inaltérable à l'air, soluble dans l'eau.	On dissout le bitartrate de potasse dans de l'eau et on essaye la solution par : 1° Le cyanure jaune.	Pas de coloration.	Conforme.	
			Coloration bleue.	....	Fer A.
		2° L'ammoniaque.	Pas de coloration.	Conforme.	
			Coloration bleue.	....	Cuivre A.
		3° L'azotate d'argent.	Pas de précipité.	Conforme.	
			Précipité blanc.	....	Chlorures A.
		4° Le chlorure de baryum.	Pas de précipité.	Conforme.	
			Précipité blanc.	....	Sulfates A.
Tartrate borico-potassique (Crème de tartre soluble).	Paillettes irrégulières, incolores, d'une saveur acide, incristallisables, inaltérables à l'air, solubles dans l'eau.	On recherche par les procédés indiqués au bitartrate de potasse les impuretés qu'il peut contenir.	....	....	Fer, cuivre, chlorures, sulfates A.
		On délaye la crème de tartre soluble dans l'alcool, et on enflamme l'alcool.	L'alcool brûle sans coloration.	Conforme.	
			L'alcool brûle avec une flamme verte	....	Le sel est un *mélange* et non une combinaison d'acide borique et de bitartrate de potasse.
Tartrate ferrico-potassique.	Se présente sous la forme d'écailles ou de paillettes translucides d'un brun rougeâtre foncé, et d'une saveur faiblement ferrugineuse, très soluble dans l'eau, insoluble dans l'alcool.	On agite 1 gr. de la substance dans 16 gr. d'eau distillée froide.	Se dissout sans laisser de résidu.	Conforme.	
			Se dissout incomplètement en laissant un résidu.	....	Impuretés F.

Médicaments chimiques (*Suite*).

NOMS	CARACTÈRES	MÉTHODE D'ESSAI	RÉSULTAT DE L'ESSAI	NATURE DE LA PRÉPARATION: PURE ou conforme au Codex	NATURE DE LA PRÉPARATION: IMPURE non conforme au Codex
Tartrate neutre de potasse (Sel végétal).	Sel blanc, d'une saveur amère, cristallisant en prismes rectangulaires courts terminés par un sommet dièdre, et qui ne contiennent pas d'eau de cristallisation. Ces cristaux sont inaltérables à l'air et très solubles dans l'eau.	On dissout le tartrate neutre dans l'eau et on essaye la solution par :	Pas de coloration ou pas de réaction.	Conforme.	
		1° Le cyanure jaune.	Coloration bleue.	....	Fer A.
		2° L'ammoniaque.	Coloration bleue.	....	Cuivre A.
		3° L'azotate d'argent.	Précipité blanc.	....	Chlorures A.
		4° Le chlorure de baryum.	Précipité blanc.	....	Sulfates A.
Tartrate de potasse et d'antimoine (Émétique).	Cristallise en tétraèdres ou en octaèdres, transparents, incolores, inodores, qui s'effleurissent lentement à l'air; saveur âcre nauséabonde ; soluble dans l'eau. — Se reconnaît à l'aide des réactifs de la potasse, de l'antimoine et de l'acide tartrique.	On dissout 1 gr. d'émétique dans 14 gr. d'eau distillée.	Dissolution complète.	Conforme.	
			Dissolution incomplète.	....	Crème de tartre, oxyde d'antimoine non combiné, tartrate de chaux A.
		On essaye la dissolution d'émétique rendue acide avec un peu d'acide acétique par :	Pas de coloration ou pas de réaction.	Conforme.	
		1° Le chlorure de baryum.	Précipité blanc.	....	Sulfate de potasse F.
		2° Le nitrate d'argent.	Précipité blanc.	....	Chlorure de potassium A.
			Précipité rouge brique	....	Arséniate A.
		3° L'oxalate d'ammoniaque.	Précipité blanc.	....	Sel de chaux A.
		4° Le cyanure jaune.	Coloration bleue.	....	Fer A.
Tartrate de potasse et de soude (Sel de Seignette).	Incolore, inodore, saveur légèrement amère; cristallise en prismes à 8 ou 10 faces inégales et transparentes. — Les cristaux s'effleurissent à l'air, solubles dans l'eau plus à chaud qu'à froid, insolubles dans l'alcool. — Se reconnaît à l'aide des réactifs de la potasse, de la soude et de l'acide tartrique.	Il contient accidentellement du cuivre. On le falsifie avec du sulfate de potasse, des chlorures de potassium et de sodium ; on retrouve ces falsifications à l'aide des procédés indiqués pour l'émétique.			
Valérianate de quinine.	Cistallise en tables rhomboédriques blanches, d'un éclat nacré, dures et pesantes, ou en aiguilles soyeuses et légères ; peu soluble dans l'eau, plus soluble dans l'alcool, presque insoluble dans l'éther.	On dissout un peu de valérianate de quinine dans l'eau et on ajoute à la solution 1 ou 2 gouttes d'acide sulfurique étendu.	La solution devient fluorescente.	Réaction caractéristique.	
			La solution ne change pas.	....	Non conforme ; ne renferme pas ou très peu de quinine A.
		A la solution aqueuse on ajoute du chlorure de baryum.	Pas de trouble.	Conforme.	
			Précipité blanc.	....	Sulfate F.
Valérianate de zinc.	Lamelles brillantes, légères, inaltérables à l'air, possédant				

NOMS	CARACTÈRES	MÉTHODE D'ESSAI	RÉSULTAT DE L'ESSAI	NATURE DE LA PRÉPARATION PURE ou conforme au Codex	IMPURE non conforme au Codex
Valérianate de zinc (*suite*).	une odeur marquée d'acide valérianique, peu solubles dans l'eau froide. On a vendu à un prix extrêmement bas du butyrate de zinc imprégné d'essence de valériane pour du valérianate ; ces deux sels se ressemblent tellement par leurs propriétés physiques, qu'il est impossible de les distinguer, en s'en tenant à ces caractères. — MM. Larocque et Huraut ont indiqué, pour reconnaître cette fraude, un procédé fondé sur la différence d'action que les acides valérianique et butyrique exercent sur une dissolution concentrée d'acétate de cuivre. Ce procédé est indiqué dans le *Dictionnaire des falsifications* de MM. Chevalier et Baudrimont.				

CHAPITRE III

Principales substances simples employées en pharmacie.

NOMS	CARACTÈRES	MÉTHODE D'ESSAI	RÉSULTAT DE L'ESSAI	NATURE DE LA PRÉPARATION PURE ou conforme au Codex	IMPURE non conforme au Codex
Aloès.	Suc épaissi extracto-résineux, retiré des feuilles de plusieurs espèces d'*Aloë* (liliacées). — On distingue dans le commerce plusieurs espèces d'aloès qui sont : Aloès socotrin (aloès officinal), retiré de l'*Aloë socotorina* ; Aloès hépatique, Aloès du cap de Bonne-Espérance, retirés des *Aloë spicata*, *ferox*, *perfoliata* et *linguæformis* ; Aloès des Barbades ou de la Jamaïque, retiré des *Aloë vulgaris* et *sinuata* ; Aloès de l'Inde ou Mozambrun ; Aloès fétide ; Aloès caballin.	On plonge dans de l'aloès une broche de fer chauffé au rouge.	Pas d'odeur.	Conforme.	
			Odeur de résine.	....	Résines F.
		On fond un peu d'aloès avec un peu d'acide chrysammique.	La masse ne change pas de couleur.	Conforme.	
			La masse se colore en bleu.	....	Colophane F.

Principales substances simples employées en pharmacie (*Suite*).

NOMS	CARACTÈRES	MÉTHODE D'ESSAI.	RÉSULTAT DE L'ESSAI.	NATURE DE LA PRÉPARATION PURE ou conforme au Codex	 IMPURE non conforme au Codex
Camphre.	3 sortes commerciales : *Camphre de Hollande*. — Pas toujours blanc, enveloppé dans des feuilles de papier bleu très fort;	1 décigr. de camphre est chauffé sur une lame de platine au-dessus d'une lampe à alcool.	Brûle avec une flamme éclairante en répandant une fumée épaisse et sans laisser de résidu.	Conforme.	
			Laisse un résidu.	....	Substances fixes F.
	Camphre anglais. — Blanc, sonore, enveloppé dans des feuilles de papier bleu très léger;	On triture le camphre avec un peu de chaux	Pas d'odeur particulière.	Conforme.	
			Odeur d'ammoniaque.	....	Sel ammoniac F.
	Camphre français. — Plus blanc, plus transparent et un peu plus solide que le camphre de Hollande; il est aussi enveloppé dans du papier bleu.				
Copahu (baume de).	Oléorésine découlant du *Copaifera officinalis*, liquide résineux, fluide comme de l'huile, transparent, d'une couleur jaune, d'une odeur forte, désagréable, d'un goût âcre, très soluble dans l'alcool concentré.	5 gr. de copahu sont évaporés dans une capsule de porcelaine.	Pendant l'évaporation il ne se développe pas d'odeur de térébenthine, et le résidu solide, rugueux et résineux, se laisse réduire en poudre.	Conforme.	
			Il se développe, pendant l'évaporation, une odeur de térébenthine, et on obtient un résidu mou, spongieux.	....	Essence de térébenthine, huiles grasses (de ricin, de navette, de pavots) F.
Ergot de seigle (seigle ergoté).	L'ergot de seigle est une production morbide considérée comme résultant de la dégénérescence solide et cornée du grain de plusieurs graminées, et qui n'est, en réalité, que le mycelium condensé d'un champignon en arrêt de développement et que Tulasne a nommé *Claviceps purpurea*. — Il doit être recueilli à la main par un temps sec et placé dans un lieu sec. — Le docteur Zamon recommande, pour conserver le seigle ergoté, de le renfermer dans des flacons bien clos, et en couches de 0m01 d'épaisseur, alternées	Conservé dans un air humide, il éprouve une altération putride, dégage une odeur de poisson pourri due à de la triméthylamine et devient la proie d'un sarcopte semblable à celui du fromage.	....	....	Doit être rejeté lorsqu'il est dans ces conditions.

Principales substances simples employées en pharmacie (*Suite*).

NOMS	CARACTÈRES	MÉTHODE D'ESSAI	RÉSULTAT DE L'ESSAI	NATURE DE LA PRÉPARATION — PURE ou conforme au Codex	NATURE DE LA PRÉPARATION — IMPURE non conforme au Codex
Ergot de seigle Seigle ergoté). (*Suite*.)	avec des couches de sable de rivière très fin et très sec, préalablement purifié par des lavages à l'eau et à l'acide chlorhydrique.				
Miel.	Plusieurs sortes : Miel de Narbonne, du Gâtinais, de Bretagne, de Bayonne.	On agite dans un tube 5 gr. de miel avec 20 gr. d'eau distillée et on abandonne au repos.	Pas de dépôt.	Pur.	
			Dépôt sensible.	....	Substances étrangères (sable) F.
			Dépôt bleuissant avec la teinture d'iode.	....	Amidon F.
		On essaye la solution par le papier bleu de tournesol.	Le papier ne change pas de couleur.	Pur.	
			Le papier bleu rougit.	....	Commencement d'altération par suite de fermentation.
Musc.	Couleur brune, noirâtre, odeur forte caractéristique. — Il ne doit pas être humide, ni présenter aucun corps dur sous les doigts. — Il est utile de s'assurer de l'intégrité des poches qui renferment le musc, car ce corps est très souvent falsifié avec du plomb, du sable, du fer, des poils, de la fiente, du sang desséché, de la cire, des résines, du sel ammoniac, du tabac à priser. La recherche de ces falsifications est assez difficile et longue ; on consultera à ce sujet le *Dictionnaire* de MM. Chevalier et Baudrimont.				
Opium.	Suc épaissi, extrait par incisions des capsules du pavot blanc. — Il est très souvent falsifié, et pour déterminer sa richesse en morphine (principe actif), il y a lieu de recourir aux procédés décrits dans le *Dictionnaire* de MM. Chevalier et Baudrimont.	Pour faire un essai rapide de l'opium, on dissout 0gr,10 d'opium en poudre dans 25 gr. d'eau distillée et on traite cette solution par l'iodure cadmi-potassique (Lepage et Patrouillard).	Trouble manifeste et qui laisse déposer au bout de quelque temps un volumineux précipité.	Conforme.	
			Trouble faible et pas de précipité.	....	L'opium est pauvre en morphine et en contient 3 ou 4 % au maximum. — Il doit être rejeté, car un bon opium doit titrer 10 % de morphine.

Principales substances simples employées en pharmacie (*Suite*).

NOMS	CARACTÈRES	MÉTHODE D'ESSAI	RÉSULTAT DE L'ESSAI	NATURE DE LA PRÉPARATION — PURE ou conforme au Codex	NATURE DE LA PRÉPARATION — IMPURE non conforme au Codex
Quinquina.	Espèces très variées, indiquées avec la plus complète exactitude dans le *Dictionnaire* de MM. Chevalier et Baudrimont, dans lequel on trouvera également les procédés d'essais qualitatifs et quantitatifs.	Pour faire un essai rapide d'un quinquina (gris, rouge ou jaune), on emploie le procédé suivant indiqué par MM. Lepage et Patrouillard :			
		On prend plusieurs écorces d'une même livraison, on les réduit en poudre grossière, on en pèse 1 gr. qu'on délaye dans 10 gr. d'eau distillée contenant 1 gr. d'acide sulfurique dilué au dixième ; on laisse en contact pendant 2 ou 3 heures, en agitant souvent ; au bout de ce temps, on ajoute 70 gr. d'eau distillée ; on laisse en contact pendant quelque temps, en ayant soin d'agiter fréquemment la fiole qui contient le mélange, puis on laisse déposer et on filtre.			
		On verse dans la liqueur filtrée un petit excès d'iodure cadmi-potassique.	Il se produit un trouble abondant qui donnera lieu à un précipité volumineux au bout de quelques heures.	Conforme, et le quinquina contient environ 25 à 30 gr. d'alcaloïdes par kilog.	
			Il se produit un trouble faible ou tout au plus un léger louche.	....	Le quinquina ne contient que très peu d'alcaloïdes : 10 à 12 gr. ou moins par kilogr. — Il doit être rejeté.

14° *Rechercher si les pharmaciens détiennent, mettent en vente ou annoncent des remèdes secrets.*

Des remèdes secrets. — L'ancienne législation avait cherché à réglementer la vente des remèdes secrets, mais ces anciennes dispositions ont été remplacées par la loi de germinal an XI qui, dans son article 32, « défend aux pharmaciens de vendre aucun remède secret, prohibe toute annonce ou affiche imprimée qui indiquerait des remèdes secrets, sous quelque dénomination qu'ils soient présentés. »

Que doit-on entendre par remèdes secrets? La législation et la jurisprudence concernant l'exercice de la pharmacie, en ce qui touche l'annonce et la vente des remèdes secrets, sont depuis longtemps une cause d'embarras pour l'administration, d'hésitation et de doute pour les inspecteurs des pharmacies, de décisions opposées et contradictoires pour les tribunaux. Cependant, il résulte de nombreux arrêts des Cours de Paris, de Metz, et surtout de plusieurs arrêts de la Cour de cassation, qu'on doit considérer comme remèdes secrets ceux qui ne peuvent être compris dans aucune des quatre catégories suivantes :

1° Les remèdes dont la formule est inscrite au Codex, et que les pharmaciens préparent pour les conserver dans leurs officines ou *Remèdes officinaux.*

2° Ceux composés sur prescriptions spéciales d'un médecin ou *Remèdes magistraux.*

3° Ceux achetés et rendus publics par le gouvernement conformément aux décrets du 18 août et du 26 décembre 1810.

4° Ceux dont la formule a été, avec l'assentiment des inventeurs ou possesseurs, publiée dans le Bulletin de l'Académie de médecine, sur l'avis de cette compagnie, et après approbation du ministre de l'agriculture et du commerce en exécution du décret du 3 mai 1850.

Ainsi, dit M. Tardieu (page 303, tome III, article *Pharmacie — Remèdes secrets*), quand les inspecteurs des pharmacies trouveront chez les pharmaciens dont ils visitent les officines des médicaments tout préparés non inscrits au Codex, ils devront s'assurer si ces médicaments ont été approuvés dans les formes ci-dessus indiquées ; au cas contraire, les préparations, quelque publicité qu'elles aient pu recevoir d'ailleurs, seront considérées comme rentrant dans la catégorie des remèdes secrets.

Les remèdes secrets dont la vente a été autorisée soit par le décret de 1810, soit par le décret du 3 mai 1850, ont été publiés dans des circulaires ministérielles de 1831, du 2 novembre 1850, du 15 avril 1852, du 22 décembre 1853, du 10 mars et du 4 décembre 1854, du 10 mai et du 4 juillet 1857.

Il est très regrettable que la nomenclature exacte des remèdes légaux ne soit pas dressée tous les ans, et adressée aux inspecteurs des pharmacies, qui pourraient alors, en connaissance de cause, redoubler de surveillance et de sévérité pour réprimer les abus dangereux qui sont journellement signalés à cet égard.

Malgré les prescriptions ayant pour objet la répression des annonces mensongères, l'une des pratiques ordinaires et l'un des appâts les plus sûrs du charlatanisme, nous voyons chaque jour annoncer dans les journaux, et même dans les recueils spéciaux, une foule de remèdes secrets et nouveaux dont la formule ne se trouve ni dans le Codex, ni approuvée par l'Académie aux termes du décret de 1850. — Si des poursuites étaient exercées, devraient-elles nécessairement amener des condamnations? Oui, évidemment, car l'article 36 de la loi du 21 germinal an XI « interdit toute annonce ou affiche imprimée qui indiquerait de pareils remèdes sous quelque dénomination qu'ils soient présentés. »

La loi interprétative du 29 pluviôse an XIII porte que ceux qui contreviendraient aux dispositions de cet article 36 seront poursuivis par mesure de police correctionnelle, et punis d'une amende de 25 à 600 fr. et en outre, en cas de récidive, d'une détention de trois jours au moins, et de dix jours au plus. Cela résulte de nombreux arrêts rendus en cette matière.

Un pharmacien qui vend des remèdes secrets non autorisés est-il punissable? Oui, car l'article 32 de la loi du 21 germinal an XI dit : « La vente des remèdes secrets est interdite aux pharmaciens. » Bien que l'article 32 de la loi de germinal ne contienne aucune peine formelle contre le pharmacien qui vend un remède secret, il résulte de nombreux arrêts des cours de Paris, Rouen et de la Cour de cassation, que la *vente est punie comme l'annonce;* la jurisprudence décide également que la mise en vente, la détention par un pharmacien dans son officine ou dans les lieux qui en dépendent d'un remède secret, sont frappées de la peine indiquée par la loi interprétative du 29 pluviôse an XIII (Voir à ce sujet Briand et Chaudé, pages 1040-1041).

Un pharmacien qui vend un remède secret sur la formule d'un médecin peut-il être poursuivi? Il a été jugé que les ordonnances du médecin qui ne contiennent aucune formule, et renferment seulement la prescription d'un remède non formulé au Codex ou non légalement publié, ne donnent pas à ce remède le caractère de médicament magistral (Cassation, 16 novembre 1837, affaire Tinel-Hérault; 19 novembre 1840, affaire Johnson; Paris, 1er décembre 1842, affaire Josseau).

Par conséquent, le pharmacien qui vend un remède

secret sur la formule d'un médecin peut être poursuivi. Cela est-il véritablement sérieux? Les pharmaciens se trouvent constamment en défaut; et si une nouvelle législation ne vient pas modifier cet état de choses, ils sont tous les jours sous le coup de condamnations qu'il leur est difficile, pour ne pas dire impossible d'éviter.

15° *Vérifier si les pharmaciens se conforment à l'arrêté ministériel du 26 février 1875, signé Grivart, concernant la vente de l'acide arsénieux destiné à l'usage interne pour le traitement des animaux domestiques.*

Arrêté : « L'acide arsénieux destiné à l'usage interne pour le traitement des animaux domestiques ne pourra être vendu que dénaturé, suivant la formule ci-dessous :

℞.	Acide arsénieux pulvérisé	100 grammes.
	Colcothar (sesqui-oxide de fer)	1 gramme.
	Aloès	50 centigr.

Mêlez jusqu'à ce que le mélange ait acquis une homogénéité parfaite. »

16° *S'assurer de l'exécution de la circulaire du 10 juillet 1856 sur le commerce des sangsues.*

Il se pratique, dans le commerce des sangsues, un genre de fraude qui consiste à livrer, pour l'usage médical, des sangsues contenant dans leurs poches digestives une quantité plus ou moins considérable de sang qu'on leur a fait absorber afin d'augmenter leur volume et leur poids.

Cette fraude commerciale constitue un danger pour la santé publique, puisque les sangsues gorgées ne prenant sur le malade qu'une faible quantité de sang, ou n'en prenant pas du tout, trompent les intentions du médecin, et peuvent rendre ses prescriptions inefficaces.

Les sangsues gorgées sont, par le fait, un médicament falsifié auquel s'appliquent les dispositions de la loi du 27 mars 1851.

Sangsues gorgées. — Que doit-on entendre par sangsues gorgées? Pour guider les inspecteurs des pharmacies au milieu des allégations contradictoires qui ont été avancées au sujet du gorgement des sangsues, la circulaire ministérielle du 10 juillet 1856 sur le commerce des sangsues trace, en ces termes, les règles qu'ils auront à suivre : « On doit désirer que les sangsues soient vendues pures de tout sang étranger, ce qu'on reconnaît en pressant convenablement la sangsue qui ne doit pas céder la plus minime quantité de sang. Mais, depuis surtout que l'alimentation des sangsues par le sang des mammifères vivants est devenue la base d'une grande industrie, il arrive que la plupart de ces annélides sont livrés à la consommation bien avant que leur digestion très lente soit opérée. Dans l'impossibilité de se procurer un nombre de sangsues complètement exemptes de sang, il a paru convenable d'accorder une certaine tolérance. Cette tolérance a été fixée par le comité consultatif d'hygiène publique à 15 p. 100 du poids net de l'animal. »

Les inspecteurs examineront par conséquent si les sangsues contiennent plus de 15 p. 100 de sang étranger, et pour cela ils suivront l'instruction suivante sur les moyens de reconnaître le gorgement des sangsues.

Instruction pour reconnaître le gorgement des sangsues. — Pour s'assurer que la proportion de 15 p. 100 du poids de l'animal n'est pas dépassée, on prend au hasard quelques sangsues, on les essuie avec un linge ou du papier joseph et on les pèse. On les plonge ensuite pendant deux minutes dans une dissolution de sel tiède; et on fait sortir par la bouche tout le sang qu'elles contiennent, en les pressant longitudinalement suivant la méthode ordinaire; on les pèse de nouveau. — La différence des pesées indiquera la proportion de sang qu'elles n'avaient pas encore digéré.

Exemple. — On pèse 50 grammes de sangsues. Après immersion et dégorgement elles pèsent 30 grammes. Différence : 50 — 30 = 20 grammes de sang non digéré. Donc 100 grammes de sangsues contiendraient 40 grammes de sang non digéré. Elles en contiendraient donc 40 — 15 = 25 grammes, c'est-à-dire 25 grammes de plus que la tolérance.

Sangsues malades. — Les sangsues même exemptes de sang devraient être saisies, si elles étaient trouvées de mauvaise qualité ou dans un état maladif.

Résumé. — Tous les points que nous venons d'indiquer doivent être notés avec soin dans les procès-verbaux de visites. Si les pharmaciens demandent, à juste titre, d'être protégés contre les empiètements de diverses professions, sur le domaine qui leur est exclusivement réservé par la loi, il faut que de leur côté ils justifient ce privilège en remplissant toutes les conditions qu'exige l'exercice de la pharmacie.

Il ne paraît pas y avoir lieu, dans l'état actuel de la législation, de procéder soit judiciairement soit administrativement contre les pharmaciens qui manqueraient ainsi aux devoirs de leur profession; mais on ne peut douter que de simples avertissements donnés par les inspecteurs ne suffisent, dans la plupart des cas, pour que les pharmaciens qui seraient trouvés en faute ne s'exposent pas à de nouveaux reproches; en cas de persistance, la publicité que pourrait recevoir la censure prononcée par les inspecteurs, dans les rapports adressés à l'autorité, serait peut-être un moyen d'action efficace, en attendant que la loi assure l'observance des obligations qu'impose le titre de pharmacien, par une pénalité proportionnée à la gravité des conséquences que leur oubli peut entraîner.

Du droit de visite dû par les pharmaciens. — En vertu de l'art. 42 du 25 thermidor an XI, conforme à l'art. 16 des lettres patentes du 10 février 1780, « il sera payé, pour les frais de visite, 6 francs par chaque pharmacien, et 4 francs par chaque épicier ou droguiste. »

Chaque pharmacien doit donc payer, pour frais de visite, une somme de 6 francs qui sera marquée par les inspecteurs sur un état particulier dont il sera plus tard parlé.

A ce propos, étudions une question très intéressante, qui, malgré son caractère fiscal, entre complètement dans les attributions des inspecteurs des pharmacies.

Question de la double taxe. — Lorsqu'un pharmacien fait, en même temps, le commerce de la pharmacie et celui de la droguerie ou de l'épicerie dans deux lieux distincts et séparés, les inspecteurs doivent-ils lui appliquer une taxe unique, ou lui imposer au contraire une taxe double, celle de 6 francs due par les pharmaciens, et celle de 4 francs due par les épiciers ou droguistes? Avant d'appliquer cette taxe, doivent-ils rechercher si les deux locaux ont, sur la voie publique, une entrée commune, ou une entrée spéciale pour chacun d'eux.

L'arrêté de thermidor ayant pris le soin de dire que la taxe de 6 francs imposée aux pharmaciens, et celle de 4 francs imposée aux droguistes et épiciers, étaient spécialement destinées à payer les frais de visite faits par la Commission d'inspection, nous devons conclure, conformément à l'esprit et aux termes de cet arrêté, que le pharmacien placé dans les conditions énoncées plus haut doit payer une double taxe, celle de 6 francs pour les frais de visite de son officine, et celle de 4 francs pour les frais de visite de son épicerie ou de sa droguerie.

Pour établir cette double taxe, les inspecteurs n'auront pas à rechercher si les deux magasins dans lesquels le pharmacien exerce ces deux commerces ont, sur la voie publique, une entrée commune ou une entrée spéciale à chacun d'eux ; car le plus souvent la même entrée sert aux deux magasins. Habituellement, on pénètre dans la maison par un couloir donnant sur la voie publique, et qui dessert à droite la pharmacie, à gauche la droguerie.

Les inspecteurs ayant fait deux visites distinctes dans deux magasins qui, d'après la loi, doivent être complètement séparés, il est dû par le pharmacien deux taxes, une pour les frais de visite de la pharmacie, une pour les frais de visite de la droguerie ou de l'épicerie, peu importe l'endroit par lequel on pénètre dans les deux magasins.

VISITE CHEZ LES DROGUISTES, LES ÉPICIERS ET LES CONFISEURS

Comme les pharmaciens, les droguistes et les épiciers sont assujettis à des visites réglées par les articles 29, 30, 31 de la loi de germinal, par les articles 42 et 46 de l'arrêté du 25 thermidor an XI, par le décret du 23 mars 1859 ; et ils ne peuvent s'y soustraire sous aucun prétexte.

Taxe à imposer. — Les droguistes et les épiciers doivent payer pour les frais de visite une somme de

4 francs ; cela résulte de l'article 42 du 25 thermidor an XI, conforme à l'art. 16 des lettres patentes du 10 février 1780, ainsi conçu : « Il sera payé, pour les frais de visite, 4 francs pour chaque épicier ou droguiste. »

On s'est demandé si tous les épiciers étaient soumis à cette taxe annuelle de 4 francs pour frais de visite; car la légalité de cette taxe, inscrite seulement dans l'art. 42 de l'arrêté du 25 thermidor an XI, a été contestée. On lit en effet dans une ordonnance du roi du 20 septembre 1820 : « Ne seront pas soumis au payement du droit de visite les *épiciers non droguistes*, chez lesquels il ne serait pas trouvé de drogues appartenant à l'art de la pharmacie. » Afin de prévenir les difficultés qui auraient pu résulter de cette dernière disposition, si les substances réputées drogues n'avaient pas été nominativement désignées, l'ordonnance de 1820 avait dressé la liste d'un certain nombre de substances dont la possession suffisait pour astreindre les épiciers au payement du droit.

Si les inspecteurs suivaient ponctuellement les dispositions de l'ordonnance de 1820, ils ne devraient appliquer la taxe de 4 francs qu'aux épiciers chez lesquels ils rencontreraient une ou plusieurs des substances inscrites dans le tableau des drogues médicinales.

Mais il n'en est pas ainsi dans la pratique. D'après ce que nous avons dit à la fin de notre article sur les pharmaciens, nous pensons que cette taxe, étant destinée à payer les frais des visites faites par les inspecteurs, doit être appliquée à tous les épiciers, sauf à la catégorie des regrattiers qui vendent au détail, et de seconde main, des marchandises de médiocre valeur. C'est, du reste, ainsi qu'agit l'École supérieure de pharmacie de Paris qui doit nous servir de modèle et de règle.

Dans leurs visites chez les épiciers et les droguistes, les inspecteurs doivent : 1° *s'assurer si les droguistes et les épiciers ne se mettent pas en contravention avec l'art.* 6 *de la déclaration du roi du* 25 *avril* 1777 *et avec l'art.* 33 *de la loi du* 21 *germinal, ainsi conçus :*

Article 6 *de la déclaration du roi du* 25 *avril* 1777 : « Il est défendu aux épiciers ou tous autres, de fabriquer, vendre et débiter aucun sel, préparation ou composition entrant dans le corps humain, ni de faire aucune mixtion de drogues simples, pour administrer en forme de médecine sous peine de 500 francs d'amende. »

Art. 33 *de la loi du* 21 *germinal :* « Les épiciers ou droguistes ne pourront vendre aucune composition ou préparation pharmaceutique, sous peine de 500 francs d'amende. Ils pourront continuer de faire le commerce en gros des drogues simples, sans pouvoir néanmoins en débiter aucune au poids médicinal. »

Ainsi, défense absolue est faite aux épiciers et droguistes de vendre soit en gros, soit en détail, aucun médicament (composition ou préparation pharmaceutique) ; défense aussi de vendre au poids médicinal les drogues simples que l'art convertit en médicaments.

Il se commet de nombreuses infractions à ces articles de la loi ; malheureusement, elles ne peuvent pas toujours être poursuivies avec succès, à cause de l'incertitude de la jurisprudence des tribunaux dans ces délicates questions.

Qu'appelle-t-on composition ou préparations pharmaceutiques? — Cette détermination, dit une instruction sur l'exécution des dispositions législatives qui régissent l'exercice de la pharmacie et la vente des médicaments (voir Tardieu, page 299, tome III), *est à peu près impossible à établir d'une manière rigoureuse.* Un certain nombre de préparations sont usitées en même temps dans la pharmacie, dans les arts, dans l'économie domestique; mais ces usages varient suivant le temps et les lieux; et à côté de ces préparations médicamenteuses, qui seront partout et toujours considérées comme appartenant exclusivement à la pharmacie, il y a une sorte de domaine mixte où se confondent les professions de pharmacien, d'épicier et de confiseur. L'administration n'a jamais pensé qu'il y eut lieu d'appliquer la prohibition portée par la loi à la vente de préparations que chacun pourrait faire chez soi, ou qui sont employées comme boissons d'agrément, ou comme boissons simplement hygiéniques (telles que sirop de gomme, d'orgeat, de groseilles, etc.).

Mais cette faculté laissée à la liberté du commerce et aux convenances du public a fait naître des abus dont les pharmaciens se sont plaints avec juste raison.

Pour prévenir ces abus, il nous semble que l'administration devrait, après avoir pris l'avis des écoles de pharmacie et des conseils d'hygiène, faire dresser et publier la liste des compositions ou préparations que les épiciers, confiseurs ou droguistes, pourraient vendre concurremment avec les pharmaciens, sans s'exposer aux peines portées par l'article 33 de la loi du 21 germinal.

Cette publication est absolument nécessaire pour fixer la jurisprudence pharmaceutique; car tous les jours nous voyons des décisions contradictoires rendues par les tribunaux appelés à juger ces questions.

Nous citerons, pour exemple, l'affaire des épiciers de Rouen, poursuivis pour vente de pâte de réglisse. Un premier jugement du tribunal correctionnel de

Rouen, considérant la pâte de réglisse comme une préparation pharmaceutique, condamne à 500 fr. d'amende le sieur Rouillard, épicier, coupable d'avoir vendu cette préparation. Par un arrêt du 27 avril 1876, la cour de Rouen réforme le jugement du tribunal de première instance. Mais, avant que la cour d'appel eut statué, de nouvelles poursuites étaient dirigées contre d'autres épiciers de la même ville, prévenus d'avoir vendu de la pâte de réglisse. Le tribunal correctionnel, abandonnant sa première jurisprudence pour adopter celle de la cour, prononça l'acquittement du sieur Riqueur, poursuivi pour vente de cette pâte.

Lorsque la publication que nous réclamons aura été faite, on pourra poursuivre avec certitude de triompher tous les épiciers, droguistes et confiseurs, qui mettraient en vente ou détiendraient des préparations, qui ne seraient pas nominativement désignées dans le tableau des préparations pouvant être vendues par eux concurremment avec les pharmaciens.

Le deuxième paragraphe de l'article 33 de la loi du 21 germinal permet aux épiciers et droguistes le commerce en gros des drogues simples, en leur défendant d'en débiter aucune au poids médicinal.

Définition du poids médicinal. — Les mots *vente au poids médicinal*, mis en opposition par le législateur avec les mots *vente en gros*, ne sont plus compris de nos jours; mais ils avaient autrefois une signification précise, attendu que les poids employés par les pharmaciens n'étaient pas les poids ordinaires du commerce; en effet, le poids médicinal était d'un sixième environ plus faible.

Les tribunaux se sont efforcés de définir la vente au poids médicinal, de manière que la prohibition de la loi ne restât pas lettre morte. Mais ici encore nous

7.

sommes obligés de constater les variations de la jurisprudence.

Le 26 juin 1835, la Cour de cassation avait décidé que « *toute vente ou distribution de médicaments faites d'après les doses dans lesquelles ils doivent être employés est un débit au poids médicinal.* » Mais, l'année suivante, la même juridiction fut obligée de modifier un peu cette interprétation, et le 16 décembre 1836, toutes les chambres réunies, rendirent un arrêt portant que « *par ces mots tout débit au poids médicinal, la loi n'a pas entendu proscrire seulement la vente aux poids indiqués par les formulaires, mais toutes les ventes en détail des drogues simples.* »

Cette définition devait naturellement faire loi; elle fut adoptée par tous les tribunaux, et le 17 janvier 1873, la cour de Paris rendait un arrêt se prononçant de la manière suivante sur ce point spécial : « Considérant que par ces expressions : *débit au poids médicinal*, opposées, dans l'article 33 de la loi de germinal, à celle de vente en gros, on doit entendre, non les ventes aux poids indiqués dans les dispensaires et formulaires, mais toutes les ventes en détail des drogues et préparations pharmaceutiques. »

Vente au détail et vente au poids médicinal sont donc deux termes équivalents ; et si l'on est embarrassé pour savoir ce que l'on doit entendre par vente au détail, on n'a qu'à consulter la loi du 25 avril 1844 sur les patentes, où il est dit expressément que le marchand en détail est celui qui vend aux consommateurs. Ainsi, à ce moment, la vente d'un litre d'huile de foie de morue, si cette vente est faite à un consommateur, constitue le débit au poids médicinal. Plusieurs tribunaux se sont d'ailleurs prononcés dans ce sens.

Mais, le 26 juillet 1873, la Cour de cassation se vit encore une fois obligée de modifier sa définition du poids médicinal. Jusqu'à cette époque, la nature médicamenteuse de la substance vendue par l'inculpé n'était pas contestée ; on ne discutait que sur la question de savoir s'il y avait eu, oui ou non, vente au poids médicinal. A la date que nous venons de rappeler, le pourvoi avait été formé par un individu qui vendait de l'huile de foie de morue, c'est-à-dire un produit n'ayant pas un emploi exclusivement médical. La Cour suprême a pensé qu'il serait exorbitant de réserver aux pharmaciens la vente au détail de l'huile de foie de morue, alors que ce produit est demandé pour un usage industriel. Aussi a-t-elle décidé que, pour constituer le débit au poids *médicinal*, « la livraison devrait être faite en vue d'un emploi curatif, nettement caractérisé et démontré par les circonstances. »

Donc aujourd'hui, d'après la jurisprudence la plus nouvelle, le poids médicinal peut être défini : « *Toute vente au détail* (c'est-à-dire faite au consommateur), en *vue d'un emploi curatif nettement déterminé par les circonstances.* »

Division des drogues simples en deux classes. — Si la définition du poids médicinal a varié, il est cependant certain que la loi est évidente ; *elle ne veut pas que les épiciers et droguistes puissent vendre des drogues médicinales au détail.*

Il importe de signaler ici une lacune importante. Dans les drogues simples, il y a beaucoup de substances simples qui ne sont pas exclusivement propres à la pharmacie, et dont la vente en gros et en détail ne peut être interdite aux épiciers et aux droguistes. Il faudrait donc que les drogues simples dont la vente au détail doit être uniquement réservée aux pharmaciens, fussent désignées nominativement; ce qui n'existe pas.

Cette désignation serait très importante, car elle permettrait de classer les drogues simples en deux catégories :

1° Drogues simples ayant une destination exclusivement médicamenteuse;

2° Drogues simples ayant, en même temps, une destination médicamenteuse et un emploi étranger à cette destination.

Pour les drogues de la première catégorie, il y aurait débit délictueux, de la part des épiciers et droguistes, par cela seul que ce débit a lieu au détail.

Pour les drogues de la seconde catégorie, il y aurait débit délictueux, de la part des épiciers et droguistes, lorsqu'il ressortirait des circonstances de la vente, que c'est à titre de drogue médicinale, et pour un emploi curatif, que la substance a été livrée.

Comment faire constater les contraventions pour la vente des drogues de la seconde catégorie ? Lorsqu'on voudra faire constater chez un droguiste ou chez un épicier, la vente de l'huile de foie de morue, par exemple, ou de toute autre substance n'ayant pas une destination exclusivement médicamenteuse, on fera demander le produit par une personne munie d'une prescription médicale, de sorte que le vendeur ne puisse pas arguer de son ignorance relativement à l'emploi de l'objet délivré.

Vente du vin de quinquina. — Dans son arrêt du 22 janvier 1867, la Cour de cassation a jugé : 1° Que l'écorce de quinquina était dans la première catégorie des drogues simples; que c'était une substance essentiellement et exclusivement médicamenteuse, et que son mélange avec le vin constituait une préparation pharmaceutique dont la vente devait être réservée aux pharmaciens.

Vente de l'huile de foie de morue. — 2° Que l'huile de foie de morue se trouvait dans la deuxième catégorie des drogues simples ; et que par suite, pour exercer des poursuites contre ceux qui vendraient cette substance, il fallait prouver que l'huile a été délivrée dans un but curatif, et que le vendeur a connu cette destination.

Vente des substances vénéneuses. — Les épiciers et les droguistes peuvent vendre des substances vénéneuses, mais ils doivent se conformer à l'ordonnance du roi du 29 octobre 1846, à la circulaire du préfet de police en date du 5 janvier 1847, au décret du 8 juillet 1850 sur la vente des substances vénéneuses.

ORDONNANCE DU ROI DU 29 OCTOBRE 1846

PORTANT RÈGLEMENT SUR LA VENTE DES SUBSTANCES VÉNÉNEUSES.

TITRE Ier. — DU COMMERCE DES SUBSTANCES VÉNÉNEUSES.

ART. 1er. — Quiconque voudra faire le commerce d'une ou plusieurs des substances comprises dans le tableau des substances vénéneuses, sera tenu d'en faire préalablement la déclaration, devant le maire de la commune, en indiquant le lieu où est situé son établissement.

Les chimistes, fabricants ou manufacturiers employant une ou plusieurs desdites substances, seront également tenus d'en faire la déclaration, dans la même forme. Ladite déclaration sera inscrite sur un registre à ce destiné, et dont un extrait sera remis au déclarant.

ART. 2. — Les substances auxquelles s'applique la

présente ordonnance ne pourront être vendues ou livrées qu'aux commerçants, chimistes, fabricants ou manufacturiers qui auront fait la déclaration prescrite par l'article précédent, ou aux pharmaciens.

Lesdites substances ne devront être livrées que sur la demande écrite et signée de l'acheteur.

Art. 3. — Tous achats ou ventes de substances vénéneuses seront inscrits sur un registre spécial, coté et paraphé par le maire ou par le commissaire de police. Les inscriptions seront faites de suite, et sans aucun blanc, au moment même de l'achat ou de la vente ; elles indiqueront l'espèce et la quantité des substances achetées ou vendues, ainsi que les noms, professions et domiciles des vendeurs et acheteurs.

TITRE III. — Dispositions générales.

Art. 2. — Les substances vénéneuses doivent être tenues par les commerçants, fabricants, manufacturiers dans un endroit sûr et fermé à clef.

2° Les *inspecteurs devront s'assurer de l'observation des dispositions qui précèdent*, et à cet effet ils demanderont aux épiciers et droguistes vendant des substances vénéneuses : 1° *l'extrait de la déclaration qui doit être faite par eux conformément à l'art.* 2 *de l'ordonnance du roi du* 29 octobre 1846 ; 2° *le registre sur lequel ils doivent inscrire la vente et l'achat des poisons* ; 3° *ils examineront enfin si les substances vénéneuses sont tenues dans un endroit sûr et fermé à clef.*

Vente du sulfate de cuivre. — Les dispositions qui précèdent sont-elles applicables à la vente du sulfate de cuivre par les épiciers? Non, dit une circulaire ministérielle du 25 décembre 1857 signée Rouher. En effet, dit cette circulaire, « beaucoup d'épiciers et de droguistes ont coutume de renfermer dans des tiroirs mal clos, placés au-dessus de ceux où se trouvent des denrées médicinales ou alimentaires, des substances dangereuses, en particulier le *sulfate de cuivre*, dont il se fait un commerce assez considérable pour le chaulage des blés. — Le *sulfate de cuivre n'étant pas compris dans la nomenclature formulée dans le décret du 8 juillet 1850, on ne peut pas appliquer à ce produit les dispositions de la loi du 19 juillet 1845, et de l'ordonnance du 29 octobre 1846, sur la vente des substances vénéneuses.* Mais l'administration ne doit pas, pour cela, fermer les yeux sur un état de choses compromettant pour la sécurité publique. En conséquence, elle doit appeler l'attention des commerçants sur les accidents que peut occasionner leur manque de soin, sur les peines correctionnelles et les réparations civiles auxquelles ils s'exposeraient, s'ils mettaient en vente le sulfate de cuivre, ou toute autre substance notoirement dangereuse (sel d'oseille par exemple), sans prendre toutes les précautions nécessaires, et notamment sans employer des vases hermétiquement fermés, parfaitement distincts, et suffisamment éloignés des récipients où sont enfermées, dans les laboratoires, boutiques et magasins, les denrées alimentaires ou médicinales.

Étiquette spéciale rouge orangé. — « La formalité de l'étiquette spéciale (rouge orangé) n'est pas imposée aux épiciers droguistes. Cela résulte d'une circulaire ministérielle du 25 juin 1855 signée Rouher, concernant la vente des substances vénéneuses, et qui est ainsi conçue : « Il n'y a pas lieu d'appliquer la formalité de l'étiquette spéciale (rouge orangé) aux droguistes et épiciers-droguistes. En effet, aux termes de la loi du 21 germinal an XI, les droguistes ne peuvent vendre que des drogues simples en gros ; il leur est interdit d'en débiter aucune au poids médicinal (art. 33). Il en résulte que le droguiste, à moins qu'il ne soit pharmacien, ne vend pas directement au malade. Il ignore complètement si la drogue qu'il vend sera appropriée à l'usage interne ou externe, si même elle servira à la pharmacie ou à l'industrie. Dès qu'elle est sortie de chez lui, dans les conditions fixées par l'ordonnance du 29 octobre 1846, sur les substances vénéneuses, il n'est plus responsable. Exiger de lui l'indication de l'usage à faire de la substance, serait lui demander plus qu'il ne doit et ne peut faire. »

Vente de la pâte phosphorée. — A la suite d'un rapport fait le 29 avril 1851 par M. Bussy au Comité consultatif d'hygiène publique, sur la vente de la pâte phosphorée, le Comité décida que la pâte phosphorée devait être placée sous le régime de l'ordonnance du 29 octobre 1846. La vente de ce produit fut réglée le 9 avril 1852, par la circulaire ministérielle suivante :

« Monsieur le Préfet, l'usage s'est introduit, dans ces dernières années, d'employer pour la destruction des rats et des souris une préparation connue sous le nom de pâte phosphorée. Cette préparation n'est, en effet, que du phosphore très divisé, que l'on mélange mécaniquement et en petites quantités, avec de la pâte de farine, à laquelle on ajoute des matières grasses, du sucre et d'autres substances recherchées par les animaux que l'on veut détruire. — La pâte phosphorée est également mortelle, pour les autres animaux et même pour l'homme; et à ce titre seul son emploi aurait besoin d'être surveillé, mais il est un autre intérêt qui commande encore l'attention. — Le phosphore est une substance très combustible, et qui peut prendre feu spontanément. La pâte phosphorée, contenant le phosphore en trop grande quantité, ou mal divisé, produit les mêmes effets. De graves accidents de ce genre ont été signalés. Après avoir pris l'avis du Comité consultatif d'hygiène publique, j'ai décidé que la pâte phosphorée, substance dangereuse à double titre, serait assimilée, en ce qui concerne les formalités à observer pour sa vente et son emploi, aux substances vénéneuses dont la nomenclature est annexée à l'ordonnance du 29 octobre 1846, modifiée par le décret du 8 juillet 1850, et dans laquelle le phosphore se trouve compris. Les personnes qui font le commerce de ce produit devront, dorénavant, ne le délivrer que sur une demande écrite et signée de l'acheteur; toutes les ventes seront inscrites sur un registre coté et paraphé, conformément aux articles 2, 3, 9 de l'ordonnance du 29 octobre 1846. »

3° Les *inspecteurs veilleront avec le plus grand soin à ce que* les épiciers, droguistes, pharmaciens et autres débitants de pâte phosphorée, *se conforment exactement pour la tenue et la vente de ce produit, aux prescriptions de la législation existante sur les substances vénéneuses.*

4° *Ils s'assureront de l'exécution de la circulaire du* 31 *décembre* 1852 *sur la vente du papier tue-mouches.*

Cette circulaire, rendue à la suite du rapport fait par M. Bussy au Comité consultatif d'hygiène publique, et qui fut adopté dans la séance du 22 novembre 1852, décide :

α. Il y a lieu de faire aux papiers tue-mouches l'application des dispositions de l'ordonnance du 29 octobre 1846;

β. Les papiers tue-mouches arsenicaux doivent être proscrits d'une manière absolue.

γ. Les papiers tue-mouches, faits avec une substance vénéneuse autre que l'arsenic, pourront être vendus, mais en se conformant aux prescriptions de la loi sur les poisons.

8. Les papiers tue-mouches, dans la préparation desquels il n'entrera aucune substance toxique pour l'homme ou les animaux domestiques, pourront être vendus librement, et le débit devra en être favorisé; tels sont les papiers tue-mouches employés en Angleterre, faits avec un papier imprégné d'un enduit agglutinatif qui retient et fixe les insectes.

5° *Ils vérifieront la qualité, la pureté des drogues contenues dans les drogueries et épiceries, et dans les magasins dépendant de ces drogueries ou épiceries;* car en vertu de l'art. 29 de la loi du 21 germinal an XI, les droguistes et les épiciers sont tenus de représenter les drogues contenues dans ces différents endroits. Pour faire cette vérification, les inspecteurs consulteront la marche et les tableaux synoptiques dressés pour l'examen des médicaments.

6° *Ils s'assureront de l'exécution de la circulaire ministérielle du* 20 *octobre* 1851, *sur la falsification des sirops par le sirop de glucose, de blé, de fécule.*

Par une circulaire en date du 21 octobre 1851, dont les prescriptions furent rendues exécutoires par une circulaire du Préfet de police, en date du 21 décembre 1851, et du 25 juillet 1852, M. le ministre Buffet décide, après avoir pris l'avis du Comité consultatif d'hygiène,

1° *Qu'en aucun cas*, les sirops médicamenteux, tels que ceux de gomme, de guimaume, de capillaire, ne *doivent être préparés par d'autres moyens que ceux qui sont formulés au Codex;* ce qui exclut l'emploi du glucose en remplacement du sucre.

2° Il est permis aux fabricants de vendre comme *sirops d'agrément*, tels mélanges qu'ils jugeront convenables, pourvu que les dénominations sous lesquelles ils les vendent n'indiquent ni une préparation du Codex plus ou moins modifiée, ni une autre préparation que la véritable.

3° En ce qui touche particulièrement le glucose, l'usage n'en doit pas être interdit ; mais, pour éviter toute confusion, les sirops qui en contiendront devront porter la dénomination commune de *sirop de glucose*, à laquelle on ajoutera telle ou telle autre dénomination spécifique, pour les distinguer entre eux. Ainsi les étiquettes et les factures porteront : sirop de glucose à la merise, à la groseille, au limon, à l'orgeat, etc. De cette manière, les fabricants n'auront pas à redouter des poursuites pour fait de tromperie ou de fraude sur la nature de la chose vendue.

Depuis cette circulaire, des fabricants distillateurs de Paris ont demandé l'autorisation de composer et de débiter une liqueur rafraîchissante, qui n'est autre chose que du sirop de glucose. Mais, pour éviter les erreurs qui pourraient résulter de l'analogie des dénominations, entre cette nouvelle liqueur et les autres sirops, ils ont proposé d'adopter pour leurs produits cette étiquette :

Liqueur de fantaisie, à l'orgeat, à la groseille, à la gomme, au citron.

Cette autorisation a été accordée, mais à la condition d'apposer sur chaque bouteille l'étiquette dont le modèle est indiqué ci-dessus.

Procédés de recherche du glucose. — On a indiqué divers moyens, pour reconnaître la présence du glucose de pomme de terre et du glucose de froment, dans le sirop de sucre, ainsi que dans les sirops de gomme, de guimauve, de capillaire, d'orgeat. Nous allons les résumer dans le tableau suivant ; mais avant rappelons quelques observations très importantes :

1° Le sirop de glucose (sirop de malt de blé, etc.)

est préparé, par la saccharification de la fécule ou de l'amidon, au moyen de l'acide sulfurique, ou de la diastase.

2e M. Bouchardat a remarqué que du sirop de sucre préparé avec du sucre de canne parfaitement pur et de l'eau peut, par l'effet du temps ou d'une préparation vicieuse, contenir du glucose. Ce corps, dans ce cas, ne pourrait pas être décelé d'une manière précise par les procédés que nous allons donner ; il conviendrait alors de recourir aux moyens de distinction que fournissent les méthodes optiques, décrites avec la plus grande clarté dans le *Dictionnaire* de MM. Chevalier et Baudrimont, article *Sucre*, page 1034 et suivantes.

Tableau synoptique

POUR LA RECHERCHE DU GLUCOSE DANS LES SIROPS.

MÉTHODE D'ESSAI	RÉSULTAT DE L'ESSAI	NATURE DU SIROP	
		PUR	MÊLÉ de glucose.
On fait bouillir dans un ballon 15 gr. environ de sirop avec 10 gr. d'une solution de potasse au $\frac{1}{10}$.	Le sirop prend par l'ébullition une belle couleur jaune.	Pur.	
	Le sirop prend une couleur de café noir et répand une odeur de caramel.	....	Mêlé de glucose.
On étend un peu de sirop de son volume d'eau, et on y ajoute quelques gouttes d'iodure ioduré de potassium, préparé d'après Soubeiran :	Le sirop ne se colore pas en rouge.	Pur.	
	Le sirop se colore en rouge.	....	Mêlé de glucose.
Iodure de potassium non alcalin.. 2gr Iode pur... . 2gr,50 Eau distillée. 100gr	*N. B.* $\frac{1}{50}$ de sirop de fécule est facilement apprécié par ce moyen. Cette coloration en rouge est l'indice manifeste de la présence de la dextrine, qui fait toujours partie des sirops de fécule du commerce, surtout lorsque la saccharification a été obtenue au moyen de la diastase.		

Examen des sirops. — Dans les sirops trouvés chez les épiciers, droguistes et confiseurs, les inspecteurs devront se pénétrer des dispositions qui précèdent, et voir si les sirops sont fabriqués et étiquetés, conformément aux instructions ministérielles.

Afin de rendre plus facile la recherche des falsifications des principaux sirops que l'on rencontre chez les épiciers, droguistes et confiseurs, nous avons dressé des tableaux synoptiques pour l'examen de ces sirops.

Tableau synoptique pour l'examen des Sirops.

NOMS	CARACTÈRES	MÉTHODE D'ESSAI	RÉSULTAT DE L'ESSAI	NATURE DU SIROP — PUR ou conforme	NATURE DU SIROP — FALSIFIÉ ou non conforme
Sirop de gomme.	Ce sirop est un sirop médicamenteux, qui, aux termes de l'arrêt de la Cour de cassation du 7 février 1851, constitue une préparation pharmaceutique, qui ne peut se faire que conformément à la formule établie par le Codex; l'infraction à cette règle rentre dans les prévisions de l'arrêt du Parlement de Paris du 23 juillet 1748, lequel prononce une peine excédant la compétence du tribunal de simple police.	On mélange un volume de sirop de gomme avec un volume d'alcool égal au sien.	Il se produit un trouble qui se dissout par l'agitation.		
		On ajoute un nouveau volume d'alcool.	Il se produit un précipité blanc permanent, dû à l'insolubilité de la gomme dans l'alcool.	Conforme.	
			Il se produit un précipité blanc très faible.	....	Le sirop ne contient pas assez de gomme.
	Par conséquent, tous les sirops de gomme qui ne portent pas les mentions suivantes : *Sirop de glucose à la gomme*, ou *Liqueur de fantaisie à la gomme*, ou *Sirop de gomme de fantaisie*, doivent être préparés selon la formule du Codex et par suite contenir $\frac{1}{12,5}$ de leur poids de gomme et du sucre pur.	On chauffe à l'ébullition 15 gr. de sirop avec 10 gr. de solution de potasse au $\frac{1}{10}$.	Le sirop prend une belle teinte ambrée.	Conforme, et fait avec du sucre.	
			Le sirop prend une couleur de café noir.	....	Le sirop contient du glucose.
Sirop de capillaire.	C'est encore un sirop médicamenteux qui doit être préparé suivant la formule du Codex.	On additionne le sirop de quelques gouttes d'ammoniaque.	Il prend une coloration jaune d'or foncé.	Conforme.	
	On substitue au sirop de capillaire du sirop de sucre préparé avec du sucre plus ou moins pur; on lui ajoute du glucose; on retranche sur la quantité de capillaire qui devrait être employée.		Il ne prend pas de coloration.	....	Non conforme, et préparé avec le sucre seul.
		On chauffe à l'ébullition 15 gr. de sirop avec 10 gr. de solution de potasse au $\frac{1}{10}$.	Pas de changement.	Conforme.	
			Coloration noire.	....	Le sirop contient du glucose.
Sirop de guimauve.	C'est encore un sirop médicamenteux qui doit être préparé selon la formule du Codex.	On déguste le sirop.	On retrouve la saveur particulière de la guimauve.	Conforme.	
	On vend, sous le nom de sirop de guimauve, un sirop de sucre coloré, ou du sirop de sucre glucosé, aromatisé avec une petite quantité d'eau de fleurs d'oranger.		On ne retrouve pas la saveur de la guimauve.	....	Non conforme.
		On additionne le sirop de quelques gouttes d'ammoniaque.	Le sirop prend une coloration jaune verdâtre.	Conforme.	
			Le sirop ne prend pas de coloration.	....	Non conforme.

Tableau synoptique pour l'examen des Sirops (*Suite*).

NOMS	CARACTÈRES	MÉTHODE D'ESSAI	RÉSULTAT DE L'ESSAI	NATURE DU SIROP	
				PUR ou conforme	FALSIFIÉ ou non conforme
Sirop de guimauve (*suite*).		On chauffe à l'ébullition 15 gr. de sirop avec 10 gr. de solution de potasse au $\frac{1}{10}$.	Pas de changement.	Conforme.	
			Coloration noire.	....	Le sirop contient du glucose.
Sirop de groseille.	Sirop d'un beau rouge violacé, d'une odeur caractéristique. Il est souvent additionné de glucose, d'acide tartrique, de matières colorantes étrangères. On l'a imité à l'aide d'un mélange de vin rouge, de sucre blanc, de sirop de framboises. On fabrique encore un prétendu sirop de groseilles avec du sirop de glucose qu'on additionne d'acides tartrique et citrique, qu'on colore avec les produits tinctoriaux dérivés de l'aniline, et qu'on aromatise avec quelques gouttes d'essences artificielles de groseilles et de framboises. — Les sirops colorés par les produits tinctoriaux de l'aniline (fuchsine) peuvent être reconnus, d'après M. Vandevyvere, par les réactions que l'on trouvera ci-contre. — La présence du glucose dans le sirop de groseille ne peut être démontrée par la potasse, puisqu'on trouve naturellement dans ce sirop du sucre interverti. On est donc obligé, pour le rechercher, d'employer des moyens complexes, qui ne peuvent pas trouver leur place ici, et qui sont décrits dans le *Dictionnaire* de MM. Chevalier et Baudrimont, page 983.	On étend le sirop avec 3 ou 4 fois son volume d'eau, et on ajoute quelques gouttes d'ammoniaque.	Le sirop se colore en vert.	Conforme.	
			Le sirop se colore en noir violet.	....	Sirop avec coquelicot.
			Le sirop n'est pas coloré en vert, et donne un précipité de crème de tartre, par le chlorure de potassium.	....	Sirop fait avec acide tartrique et matières colorantes.
		On traite le sirop par : 1° L'acide azotique ou chlorhydrique.	La coloration rouge du sirop s'accentue.	Conforme.	
			Le sirop se colore en jaune orange.	....	Sirop coloré artificiellement.
		2° La potasse.	Coloration vert sale.	Conforme.	
			Le sirop est décoloré.	....	Sirop coloré artificiellement.
		3° Le sous-acétate de plomb.	Précipité verdâtre.	Conforme.	
			Précipité rouge.	....	Sirop coloré artificiellement.
Sirop d'orgeat.	Falsifié par la soustraction d'une partie des amandes, puis par l'addition de sirop de glucose.	On chauffe à l'ébullition 15 gr. de sirop avec 10 gr. de solution de potasse au $\frac{1}{10}$.	Pas de changement.	Conforme.	
			Coloration noire.	....	Le sirop contient du glucose.

7° *Ils s'assureront de l'exécution de l'ordonnance de police du 23 février 1853, concernant les sucreries coloriées* ainsi conçue :

« Nous, préfet de police, considérant que de graves accidents sont résultés de l'emploi des substances vénéneuses, pour colorier les liqueurs, bonbons, dragées et pastillages ;

« Que des accidents ont été également causés par des papiers colorés avec des substances toxiques, et dans lesquels on enveloppe des aliments pour les livrer au public.

« Vu : 1° la loi des 16-24 août 1790, et celle du 22 juillet 1791 ; 2° la loi du 3 brumaire an IX ; 3° la loi du 27 mai 1851, et les articles 319, 320, 471, 477 du Code pénal ; 4° les ordonnances de police des 20 juillet 1832, 7 novembre 1838 et 22 septembre 1841 ; 5° Les instructions ministérielles en date du 25 octobre 1851 concernant les eaux de fleurs d'oranger, et celles du 20 octobre 1851 et du 7 avril 1852, concernant la fabrication des sirops ; 6° les rapports du conseil d'hygiène publique et de salubrité du département de la Seine, ordonnons ce qui suit :

Titre I. — *Sucreries, liqueurs et pastillages.*

« Art 1er. — Il est expressément défendu de se servir d'aucune substance minérale, le bleu de Prusse, l'outremer, la craie et les ocres exceptés, pour colorier les liqueurs, bonbons, dragées, pastillages, et toute espèce de sucreries et pâtisseries.

« Il est également défendu, pour colorier les bonbons, liqueurs, etc., d'employer des substances végétales nuisibles à la santé, notamment la gomme gutte et l'aconit napel.

« Les mêmes défenses s'appliquent aux substances

employées à la clarification des sirops et des liqueurs.

« ART 2. — Il est défendu d'envelopper et de couler des sucreries dans des papiers blancs lissés ou coloriés avec des substances minérales, le bleu de Prusse, l'outremer et la craie exceptés.

« Il est défendu de placer des bonbons dans des boîtes garnies à l'intérieur de papiers coloriés avec des substances prohibées, et de les recouvrir avec des découpures de ces papiers.

« ART. 3. — Il est défendu de faire entrer aucune préparation fulminante dans la composition des enveloppes de bonbon.

« Il est également défendu de se servir de fils métalliques comme supports de fleurs, de fruits et autres objets en sucre et en pastillage.

« ART. 4. — Les bonbons enveloppés porteront le nom et l'adresse du fabricant ou marchand ; il en sera de même des sacs dans lesquels les bonbons ou sucreries seront livrés au public. Les flacons contenant des liqueurs coloriées devront porter les mêmes indications.

« ART. 5. — Il est interdit d'introduire dans l'intérieur des bonbons et pastillages des objets de métal ou d'alliage métallique, capables par leur altération de former des composés nuisibles à la santé.

« Il ne pourra être employé que des feuilles d'or et d'argent fin pour la décoration des bonbons et pastillages.

« Il en sera de même pour les liqueurs dans lesquelles on introduit des feuilles métalliques. »

Afin de faciliter aux Inspecteurs les moyens de reconnaître les substances colorantes qu'il est permis d'employer, et celles qui sont défendues par la présente ordonnance, nous allons reproduire et résumer, dans des tableaux synoptiques, les instructions fournies à ce sujet par le Conseil d'hygiène et de salubrité du département de la Seine.

TABLEAU des substances colorantes permises et non permises aux distillateurs ou confiseurs pour colorier les bonbons, pastillages, dragées et liqueurs.

TABLEAU synoptique des procédés à employer pour reconnaître la nature chimique des principales substances colorantes dont l'usage est interdit aux confiseurs et distillateurs.

DIVERSES ESPÈCES DE COULEURS.	NOMS DES SUBSTANCES COLORANTES PERMISES.	NOMS DES SUBSTANCES COLORANTES NON PERMISES.	MÉTHODE D'ESSAI.	RÉSULTAT DE L'ESSAI.	BONBON, DRAGÉE, PASTILLAGE OU LIQUEUR COLORÉS avec une substance permise.	BONBON, DRAGÉE, PASTILLAGE OU LIQUEUR COLORÉS avec une substance non permise.
Bleues.	Indigo. Bleu de Prusse. Bleu de Berlin. Outremer pur.	Cendres bleues (oxyde ou carbonate hydraté de cuivre).	On essaye un bonbon, ou de la liqueur, colorés en bleu à l'aide de l'ammoniaque.	L'ammoniaque ne se colore pas. L'ammoniaque se colore en bleu.	Conforme.	 Le bonbon ou la liqueur sont colorés avec cendres bleues.
Rouges.	Cochenille. Carmin. Laque carminée. Laque du Brésil. Orseille.	Vermillon (sulfure de mercure).	On jette un bonbon coloré en rouge sur des charbons ardents.	Il brûle sans couleur bleue et sans odeur. Il brûle avec une flamme bleue pâle en répandant une odeur d'acide sulfureux.	Conforme.	 Le bonbon est coloré avec le vermillon.
		Minium (oxyde de plomb).	On touche un bonbon coloré en rouge avec de l'hydrogène sulfuré.	Il ne se colore pas en noir. Il se colore en noir.	Conforme.	 Le bonbon est coloré avec l'oxyde de plomb.
Jaunes.	Safran. Graine d'Avignon. Graine de Perse. Quercitron. Curcuma. Fustet. Laques alumineuses de ces substances.	Massicot (oxyde de plomb). Jaune de chrome (chromate de plomb.	On touche un bonbon coloré en jaune avec de l'hydrogène sulfuré.	Il ne se colore pas en noir. Il se colore en noir.	Conforme.	 Le bonbon est coloré avec un sel de plomb.
		Gomme-gutte.	On délaye un bonbon coloré en jaune dans de l'eau : on obtient un lait jaune qu'on essaye à l'aide de l'ammoniaque.	Le liquide ne change pas de couleur. Le liquide devient rouge.	Conforme.	 Le bonbon est coloré avec la gomme-gutte.
Vertes.	On peut produire cette couleur composée avec le mélange du bleu et diverses couleurs jaunes ; un des plus beaux est celui qu'on obtient avec le bleu de Prusse et la graine de Perse.	Verts de Schweinfurt de Schéele (arsénites de cuivre).	On met dans un tube un bonbon coloré en vert, et on ajoute de l'ammoniaque.	L'ammoniaque ne se colore pas. L'ammoniaque se colore en bleu.	Conforme.	 Le bonbon est coloré avec un arsénite de cuivre.
			On jette un bonbon coloré en vert sur des charbons ardents.	On ne remarque rien de particulier. On aperçoit une fumée blanche et on sent une odeur d'ail caractéristique.	Conforme.	 Le bonbon est coloré avec un arsénite de cuivre.
Blanches.	Amidon.	Céruse (carbonate de plomb).	On touche un bonbon coloré en blanc avec de l'hydrogène sulfuré.	Il ne se colore pas en noir. Il se colore en noir.	Conforme.	 Le bonbon est coloré avec un sel de plomb.
Violettes.	S'obtient en mélangeant dans des proportions convenables le bois d'Inde et le bleu de Prusse.					
Pensée.	S'obtient en mélangeant dans des proportions convenables le carmin et le bleu de Prusse.					
Liqueurs.	On peut faire usage de celles des substances précédentes qui conviennent à leur coloration. Mais on peut encore employer : Pour le curaçao, le bois de campêche ; Pour les liqueurs bleues, l'indigo dissous dans l'alcool ; Pour l'absinthe, le safran mêlé avec le bleu d'indigo soluble.					

Décoration des bonbons.

Pour décorer les bonbons, les confiseurs et les liquoristes ne doivent employer que des feuilles d'or et d'argent fin ; mais, très souvent, ils emploient des feuilles de chrysocale qu'on bat, et qu'on peut amener presque au même degré de ténuité que l'or. Le chrysocale, contenant du cuivre et du zinc, doit être prohibé. Pour s'assurer de sa présence, voir le tableau placé ci-contre.

Papiers employés pour le pliage des bonbons ou des substances alimentaires.

On fait journellement usage de papiers colorés, pour décorer des boîtes, des cartons et des paniers servant à envelopper des bonbons ou des substances alimentaires. Ces papiers, suivant leur couleur, sont inoffensifs ou très dangereux ; il est donc très utile de les examiner ; et pour cela, on consultera avec utilité le tableau ci-contre.

8° *Ils profiteront de leur tournée pour vérifier la qualité des substances alimentaires tenues par les épiciers, confiseurs, droguistes.*

Pour rendre cette vérification facile, nous avons dressé, pour l'examen des principales matières alimentaires, des tableaux synoptiques que l'on trouvera après le tableau relatif à l'essai des papiers employés pour le pliage des bonbons et des substances alimentaires.

NOMS	MÉTHODE D'ESSAI.	RÉSULTAT DE L'ESSAI.	NATURE DE LA SUBSTANCE COLORANTE	
			permise ou conforme.	non permise.
Bonbons décorés.	On prend un peu de la matière qui a servi à décorer les bonbons, et on la traite par l'ammoniaque.	Pas de dissolution ; pas de coloration.	Permise.	
		Dissolution et coloration bleue de l'ammoniaque.	....	Le bonbon est décoré avec du chrysocale.
Papiers blancs.	On touche le papier avec de l'hydrogène sulfuré.	Pas de coloration.	Conforme.	
		Coloration noire.	....	Le papier est coloré avec un sel de plomb.
Papiers bleus.	On les traite dans un tube avec un peu d'ammoniaque.	L'ammoniaque ne se colore pas.	Conforme.	
		L'ammoniaque se colore en bleu.	....	Le papier est coloré avec un sel de cuivre.
Papiers verts.	On brûle un morceau de papier.	Le papier brûle sans odeur.	Conforme.	
		Le papier brûle en répandant une odeur d'ail.	....	Le papier est coloré avec un arsénite.

Tableau synoptique pour l'examen des principales matières alimentaires.

NOMS	RENSEIGNEMENTS GÉNÉRAUX	MÉTHODE D'ESSAI	RÉSULTAT DE L'ESSAI	NATURE DU PRODUIT EXAMINÉ pur ou bien préparé.	NATURE DU PRODUIT EXAMINÉ renfermant les altérations et les falsifications suivantes.
Beurre.	C'est une substance souvent falsifiée avec de la craie, de l'argile, du gypse, du sulfate de baryte, de la fécule de pomme de terre, de l'axonge, du carbonate et du chromate de plomb, et enfin par des matières colorantes (rocou, safran, curcuma, etc.).	Dans un tube à essai, on traite un peu de beurre avec de l'éther.	Dissolution complète.	Pur.	
			Dissolution incomplète et résidu.	....	Matières étrangères (gypse, argile, craie, etc.).
		On triture dans un mortier un peu de beurre avec de l'eau iodée.	Le beurre se colore en jaune orange.	Pur.	
			Le beurre se colore en bleu.	....	Amidon ou fécule.
		On incinère une petite quantité de beurre, on reprend la cendre par l'acide nitrique et on essaye par : L'iodure de potassium ;	Pas de précipité.	Pur.	
			Précipité jaune.	....	Sel de plomb.
		L'hydrogène sulfuré.	Pas de précipité.	Pur.	
			Précipité noir.	....	Sel de plomb.
		Dans un tube à essai on traite le beurre avec un peu d'alcool faible et chaud.	L'alcool ne se colore pas.	Pur.	
			L'alcool se colore.	....	Matières colorantes étrangères.
Café.	Substance très souvent falsifiée. Les principales falsifications sont :				
A. Café en grains.	1° *Cafés avariés en mer repêchés et travaillés* (c'est-à-dire lavés et séchés). Ce café contient du sel marin provenant de l'eau de mer et des traces notables de cuivre, provenant de ce que le café mouillé par l'eau de mer a été mis en contact avec ce métal.	On brûle ce café, on reprend les cendres par l'eau, on filtre et on essaye par Le nitrate d'argent ;	Pas de précipité.	Pur.	
			Précipité blanc caillebotté.	....	Sel marin.
		Le cyanure jaune.	Pas de précipité.	Pur.	
			Précipité brun marron.	....	Cuivre.
	2° *Cafés faits avec argile plastique moulée en grains tant qu'elle est humide et séchée à l'air.*	On triture les grains suspects dans un mortier.	Les grains résistent ou se brisent en plusieurs fragments.	Pur.	
			Les grains s'écrasent.	....	Grains de café terreux.
	3° *Cafés jaunes des variétés inférieures colorés en vert.*	On traite les grains par l'eau et on filtre pour recueillir la poudre s'il y en a.	On obtient une poudre bleue qui, incinérée, donne comme résidu de l'oxyde rouge de fer.	....	Café coloré avec le bleu de Prusse.

Tableau synoptique pour l'examen des principales matières alimentaires (*suite*).

NOMS	RENSEIGNEMENTS GÉNÉRAUX	MÉTHODE D'ESSAI	RÉSULTAT DE L'ESSAI	NATURE DU PRODUIT EXAMINÉ pur ou bien préparé	renfermant les altérations et les falsifications suivantes.
A. Café en grains (*suite*).		On chauffe les grains de café.	La couleur verte disparaît.	....	Café coloré avec l'indigo.
		On traite les grains par l'eau et on essaye la liqueur par le cyanure jaune.	On obtient un précipité bleu.	....	Café coloré avec du sulfate de fer.
B. Café en poudre.	1° *Café torréfié et moulu, allongé de graines de céréales* (blé, orge, avoine, maïs).	On fait une infusion de ce café : elle est louche; on la décolore avec le noir animal, on filtre et on traite par l'eau iodée.	La liqueur se colore en bleu.	....	Café allongé de graines de céréales.
	2° *Café mélangé de chicorée.* Si on le vend pour du café pur, c'est une tromperie sur la qualité de la marchandise vendue, car ce mélange constitue un mélange frauduleux.	On projette le café à la surface d'un verre d'eau.	Le café surnage, et absorbe l'eau très lentement.	Pur.	
			Le café surnage, la chicorée absorbe l'eau immédiatement, tombe au fond du verre et colore le liquide en jaune brunâtre. *N. B.* — Suivant MM. Chevalier et Baudrimont, ce caractère n'est pas absolu, car M. Denault de Bone (Algérie) a vu un café pur dont la poudre allait promptement au fond de l'eau.	....	Café mélangé de chicorée.
Chicorée.	La racine de chicorée sauvage (*Cichorium intybus*, famille des Synanthérées) torréfiée possède un arome et une amertume particulière, qui l'ont fait rechercher, soit pour mélanger au café, soit pour remplacer ce dernier. Elle se prépare de la manière suivante : la racine est découpée, séchée dans des étuves, puis torréfiée dans des cylindres en tôle analogues aux brûloirs à café; on obtient ainsi ce qu'on appelle des *cossettes*, qu'on réduit en poudre, et qu'on vend sous le nom de *café-chicorée.* Cette poudre de chicorée est non seulement mélangée avec le café, mais un grand nombre de populations, en Flandre	On jette une pincée de chicorée dans de l'eau.	Précipité abondant et immédiat.	....	La chicorée renferme du sable ou de la brique en poudre.
		On incinère 10 gr. de café-chicorée : on pèse le résidu.	Cendres grises pesant 1gr,20.	Conforme.	
			Cendres brunes pesant davantage, c'est-à-dire plus de 12 %.	....	La chicorée renferme une quantité plus ou moins considérable de matières étrangères.
		On fait une décoction de café-chicorée, on la filtre et on l'essaye par l'eau iodée.	Le décocté ne se colore pas.	Conforme.	
			Le décocté se colore en bleu.	....	La chicorée renferme des poussiers de semoule, des débris de vermicelle colorés, des mé-

Tableau synoptique pour l'examen des principales matières alimentaires (*suite*).

NOMS	RENSEIGNEMENTS GÉNÉRAUX	MÉTHODE D'ESSAI	RÉSULTAT DE L'ESSAI	NATURE DU PRODUIT EXAMINÉ pur ou bien préparé.	renfermant les altérations et les falsifications suivantes.
Chicorée (*suite*).	surtout, en font un usage exclusif. Malgré son prix peu élevé, le café-chicorée a été l'objet de fraudes considérables, qui consistent dans l'addition de certaines matières étrangères (terre, sable, brique, etc.), dont la proportion s'élève quelquefois jusqu'à 30 ou 40 % du poids total de la substance vendue. Ces fraudes avaient pris, dans le Nord surtout, une si grande extension, que l'autorité s'en est émue, et que le ministre du commerce lui-même a dû intervenir par des circulaires, dont nous reproduisons plus bas les dispositions, et qui achèveront de bien faire connaître l'état de la question : A. *Circulaire ministérielle du* 25 *juillet* 1853 *sur les falsifications du café-chicorée* (*signée Heurtier*). — Elle indique les fraudes commises, consistant dans l'addition à la racine de chicorée de certaines matières étrangères (terre, ocre rouge, bleu de Prusse, noir animal). Elle prescrit de faire saisir les produits falsifiés et de déférer les contrevenants aux tribunaux, en exécution de la loi du 27 mars 1851. B. *Circulaire ministérielle du* 10 *janvier* 1854 *sur la falsification du café-chicorée* (*signée Rouher*). — Cette circulaire dit : « On peut considérer comme suspect de fraude ou de mauvaise fabrication, tout café-chicorée donnant plus de 6 % de cendres. » En indiquant ce chiffre de 6 %, l'administration n'a pas voulu prescrire de déférer aux tribunaux tout café-chicorée donnant plus de 6 % de cendres ; elle a voulu seulement fournir aux inspecteurs des pharmacies un type de bonne fabrication, une donnée exacte à laquelle ils puissent comparer leurs propres analyses ; *mais*				langes de graminées et de légumineuses.

Tableau synoptique pour l'examen des principales matières alimentaires (*suite*).

NOMS	RENSEIGNEMENTS GÉNÉRAUX	MÉTHODE D'ESSAI	RÉSULTAT DE L'ESSAI	NATURE DU PRODUIT EXAMINÉ	
				pur ou bien préparé.	renfermant les altérations et les falsifications suivantes.
Chicorée (*suite*).	*elle leur a laissé toute liberté d'appréciation sur la limite dans laquelle devraient être dirigées les poursuites.* C. *Circulaire ministérielle du 9 mars 1855 concernant les nouvelles instructions pour la répression des falsifications du café-chicorée.* — La suspicion de fraude ne devra pas s'étendre aux cafés-chicorées qui ne donneraient pas au delà de 12 % de résidu. Les inspecteurs doivent se pénétrer de l'esprit des circulaires ministérielles, et se rappeler que l'administration n'entend poursuivre que la fraude. Lorsqu'elle s'attaque au fabricant, c'est lorsque la fabrication prend entre ses mains les caractères de la falsification, lorsqu'on peut présumer qu'il trompe sur la qualité de la marchandise vendue. Hors de ces conditions où l'administration est tenue d'agir dans l'intérêt public, elle entend laisser à l'industrie toute sa liberté d'action. Lorsqu'il n'existe pas de présomption grave de fraude, mais qu'il s'agit d'une simple vérification nécessitant quelques expériences, il serait convenable, pour éviter de jeter la perturbation dans le commerce, que MM. les commissaires de police ne fissent point de saisies préventives, et qu'ils se bornassent à constater dans leurs procès-verbaux la quantité de marchandise existante, en prélevant seulement deux échantillons des produits de chaque fabrique : l'un de ces échantillons, qui ne pourrait pas excéder 100 gr., serait remis aux inspecteurs des pharmacies pour être analysé ; l'autre serait annexé au procès-verbal avec l'analyse pour être transmis ensuite, s'il y avait lieu, à M. le Procureur de la République. *N. B.* — Le texte de ces trois				

Tableau synoptique pour l'examen des principales matières alimentaires (*suite*).

NOMS	RENSEIGNEMENTS GÉNÉRAUX	MÉTHODE D'ESSAI	RÉSULTAT DE L'ESSAI	NATURE DU PRODUIT EXAMINÉ par ou bien préparé.	NATURE DU PRODUIT EXAMINÉ renfermant les altérations et les falsifications suivantes.
Chicorée (*suite*).	circulaires est rapporté, article CHICORÉE, tome I, pages 441, 442, 443, *Dictionnaire d'hygiène publique* de Tardieu.				
Chocolat.	Préparation alimentaire fabriquée avec les semences décortiquées du cacao et le sucre. Elle est souvent falsifiée par les farines de blé, de riz, de lentilles, de pois, de haricots, de fèves, de maïs, par l'amidon ou la fécule de pomme de terre; par les jaunes d'œuf, le suif de veau et de mouton, le storax calamite, le baume du Pérou, le baume de tolu, le benjoin, les enveloppes de cacao séchées et réduites en poudre, les amandes grillées, la gomme adragante, la gomme arabique, la dextrine, la sciure de bois, le cinabre, l'oxyde rouge de mercure, le minium, les terres ocreuses, etc., etc.	On fait une décoction aqueuse de chocolat, on la filtre, on l'étend d'eau et on la traite par l'eau iodée.	La liqueur devient légèrement verdâtre.	Conforme.	
			La liqueur se colore en bleu.	....	Chocolat falsifié par les fécules ou les farines.
		On râpe et on délaye dans l'eau froide le chocolat à examiner; on agite vivement.	Il se produit un dépôt lent, peu sensible et d'une couleur fauve terne.	Conforme.	
			Il se produit un dépôt rapide, sensible, d'une couleur rouge brique.	....	Le chocolat est falsifié avec cinabre, terres ocreuses, minium, etc.
	L'introduction des farines ou des fécules dans le chocolat constitue une tromperie sur la nature de la marchandise, à moins que le chocolat ne soit vendu avec une étiquette qui mentionne exactement cette addition : Chocolat à la farine, à la fécule, à la dextrine, etc.				
	On devrait réglementer la vente du chocolat, comme on l'a fait pour les sirops, en exigeant que le chocolat ne soit vendu que pour ce qu'il est et avec *une étiquette indicative*.				
	L'examen des chocolats est difficile à faire, mais si on a besoin d'y procéder d'une manière complète, on devrait suivre la méthode générale indiquée page 246, article CHOCOLAT, dans le *Dictionnaire des falsifications* de MM. Chevalier et Baudrimont.				
	Pour les essais les plus usuels, nous donnons ci-contre des instructions qu'on consultera utilement.				

Examen des conserves alimentaires. — Les conserves alimentaires présentent trois questions très importantes à étudier par les inspecteurs :

1° Recherche du cuivre contenu dans les conserves de légumes reverdies par le cuivre.

2° Recherche du plomb et de l'étain introduits dans les conserves par la soudure ou le fer-blanc habituellement employé pour les boîtes de conserves.

3° Dangers que présentent les poteries vernissées servant à préparer ou à conserver certaines denrées alimentaires.

Reverdissage des légumes par les sels de cuivre. — Le reverdissage des légumes au sulfate de cuivre se fait à peu près de la même manière par tous les fabricants. Il consiste à tremper à chaud les légumes dans un bain contenant, par 100 litres d'eau, de 35 à 45 grammes de sulfate de cuivre, puis à les laver à grande eau.

Si les légumes étaient de même nature, le trempage également prolongé, les lavages bien complets, les doses de cuivre varieraient peu. Mais on a remarqué que certains légumes, comme le haricot vert par exemple, absorbent une dose plus élevée de sulfate que d'autres, tels que les pois écossés. Pour une même espèce, les petits pois, par exemple, s'ils sont tendres et jeunes, ont besoin d'un trempage moins prolongé, et la dose de cuivre est inférieure à celle qu'on introduira dans les pois moins fins.

Une autre cause de variation du cuivre tient au lavage plus ou moins parfait des légumes, après l'opération du reverdissage. Pour ces diverses causes, la quantité de cuivre varie avec la nature des légumes et le mode opératoire du fabricant.

Un certain nombre de dosages ont été faits par

MM. Pasteur, Galippe et Carles. Voici les résultats qu'ils ont obtenus :

Cuivre métallique moyen pour 1.000 grammes de pois égouttés.

M. Pasteur a trouvé..................	0gr,100.
M. Galippe —	0gr,050.
M. Carles —	0gr,165.

Ces quantités de cuivre sont-elles ou non préjudiciables à la santé publique, et doit-on proscrire la pratique du reverdissage des légumes par les sels de cuivre ?

Dans un rapport présenté au congrès international d'hygiène, M. A. Gautier, professeur à l'École de médecine de Paris, étudie cette question dans les termes suivants : « On a fait valoir, pour et contre le reverdissage des légumes par les sels de cuivre, des raisons en apparence convaincantes dans les deux sens ; quelques-unes sont fort importantes, et nous ne pouvons nous dispenser de les faire connaître avant de conclure. Le reverdissage par le sulfate de cuivre, disent les fabricants de conserves alimentaires, date de vingt-huit ans. Il s'exerce sur les 95 centièmes des boîtes consommées, et depuis qu'on le pratique nul accident n'a été constaté. Les ouvriers employés à cette industrie consomment impunément, et presque exclusivement, durant quelques mois de l'année, les légumes ainsi préparés.

Bien mieux, les consommateurs préfèrent les conserves reverdies aux conserves au naturel. L'empressement qu'on témoigne en France, comme à l'étranger, à s'approvisionner de légumes ainsi préparés, presque à l'exclusion des autres, prouve que ces aliments n'ont jamais produit d'accident, qu'ils plaisent davantage à l'œil et au goût ; et c'est la demande croissante des légumes qui peu à peu a fait généraliser cette pratique. D'ailleurs, si le fabricant ne reverdit pas, c'est le cuisinier qui s'en charge. On est alors à la merci, non plus d'un industriel soigneux dont la surveillance incessante est dictée par un intérêt bien entendu, mais d'un fricoteur dont l'ignorance et l'imprudence peuvent devenir certainement plus dangereuses. On ne saurait employer, dans le reverdissage, une trop forte porportion de sulfate de cuivre. Les légumes ne s'en chargent pas indéfiniment; du reste, le goût cuivreux si désagréable qu'ils contracteraient avec des doses trop élevées serait un désavantage pour le fabricant, et un avertissement suffisant pour le consommateur, qui rejetterait des aliments d'un goût métallique prononcé.

Les légumes non reverdis se gardent, il est vrai, presque indéfiniment sans altération notable ; mais ils contractent peu à peu un léger goût de conserve, ils jaunissent à la cuisson et sont peu recherchés.

La France à elle seule fabrique la majeure partie des conserves de légumes. Cette industrie exporte, par an, à l'étranger, pour une valeur de 4 à 5 millions, soit les 8 dixièmes de sa production annuelle. Elle emploie un nombre considérable d'ouvriers. Empêcher le reverdissage serait fatal à la fabrication des légumes conservés. Cette industrie passerait tout entière à l'étranger, où cette pratique n'est pas également prohibée. Telles sont les raisons principales invoquées par les fabricants. Quelques-unes sont fort dignes d'être prises en considération, d'autres ne supportent pas l'examen.

S'il est vrai que les empoisonnements par des conserves reverdies au cuivre n'ont pas été constatés, l'influence lente et continue de l'absorption de petites quantités d'un métal émétique et vénéneux n'en reste pas moins certaine. Et quoique des travaux modernes nous montrent que ce métal est infiniment moins dangereux qu'on ne le supposait, l'hygiéniste ne saurait, au nom de la science, déclarer qu'il est inoffensif dans tous les cas, ni se prononcer autrement dans l'état actuel des choses que sous cette forme : dans le doute, abstiens-toi. D'ailleurs, peut-on répondre des négligences, des erreurs des ouvriers, de l'indifférence du fabricant, de leurs caprices, de leurs tentatives ? On objecte que le consommateur préfère les conserves reverdies. Il y a lieu ici de distinguer. Les aliments ainsi préparés sont un aliment de luxe ; ils se consomment surtout sur les tables riches, dans les hôtels, dans les restaurants. Ceux qui sont reverdis peuvent passer pour primeurs, et être payés comme tels. C'est en partie le secret de leur vogue. En outre, si le consommateur s'est ainsi peu à peu habitué à préférer des légumes verts à des légumes jaunis après cuisson, il n'a jamais entendu pour cela préférer des légumes verdis au cuivre. Le ton vert le satisfait, parce qu'il lui paraît plus naturel, mais il est, en réalité, trompé sur la matière qu'il consomme. Dire petits pois verts n'est point dire petits pois au sulfate de cuivre.

Le reverdissage n'offre point d'avantages au point de vue de la conservation elle-même. S'il permet de mieux conserver aux légumes une partie de leur parfum, il en altère très sensiblement le goût.

Rien ne saurait empêcher cette industrie de se transporter, en partie, en Italie, en Espagne, en Grèce, partout enfin où l'on produit les mêmes légumes à bon marché. Les procédés de conservation et de reverdissage sont, en effet, aujourd'hui connus dans les moindres détails. Seule, la perfection des conserves françaises, et la qualité de la matière première, permettront de conserver à cette industrie une large partie de son ancienne clientèle.

Conclusions. — En tenant compte à la fois :

De ce que le cuivre existe dans l'économie, et dans beaucoup d'aliments usuels (ainsi que cela résulte des expériences de Sarzeau, de Devergie, de Millon, de Béchamp, de Raoult et Breton, de l'Hote et Bergeron);

En considérant que les travaux récents de M. le docteur Galippe semblent démontrer que l'absorption de faibles doses de ce métal est à peu près inoffensive, mais que l'absolue innocuité de leur usage prolongé n'est pas suffisamment démontrée ;

Enfin, en nous préoccupant aussi des intérêts de l'industrie des conserves alimentaires qui ne saurait entièrement se transformer du jour au lendemain;

Nous concluons qu'il y a lieu, tout en n'acceptant pas en principe la pratique du reverdissage des légumes par les sels de cuivre, de la tolérer jusqu'à une limite précise qu'elle ne devra pas dépasser.

Cette limite serait de 18 milligrammes de cuivre par kilogramme de légumes égouttés, ou 6 milligrammes par demi-boîte, minimum de sulfate de cuivre que, d'après nos recherches, nous avons constaté être suffisant pour conserver les légumes avec toute leur apparence de fraîcheur. Il y a lieu de poursuivre tout fabricant de primeurs introduisant dans ses conserves une dose plus élevée de cuivre.

Telles sont les conclusions du savant rapport de M. A. Gautier. Nous nous y associons complètement, et nous pensons qu'elles devraient être adoptées par l'administration supérieure, et par tous les inspecteurs des pharmacies.

Moyen pratique de déceler la présence du cuivre. —

1° Pour déceler facilement la présence du cuivre dans les conserves alimentaires, on les met en contact avec un peu d'eau acidulée; et on plonge dans cette eau une lame de fer bien décapée. — Celle-ci se recouvre bientôt d'une couche cuivreuse qui décèle la présence du cuivre.

2° Pour rechercher le cuivre dans les cornichons, assaisonnement très usité vendu par les épiciers, les marchands de comestibles, il suffit d'enfoncer dans le cornichon une aiguille à tricoter qui se recouvre au bout de quelque temps de cuivre métallique, si le cornichon contient une petite quantité de ce métal.

Recherche du plomb et de l'étain introduit dans les conserves. — Les boîtes renfermant les conserves alimentaires doivent être *en étain fin*, ou *en étain contenant* 10 *p.* 100 *au plus de plomb*, car l'étain pur est trop mou pour être employé seul, *ou en fer-blanc étamé à l'étain fin*. Les soudures faites à l'intérieur doivent également être faites en étain fin. — Cela résulte des articles 14, 23, 25 du titre III de l'ordonnance de police du 15 juin 1862, ainsi conçus :

Art. 14. — L'emploi du plomb, du zinc, du fer galvanisé est interdit dans la fabrication des vases destinés à préparer ou à *contenir* les substances alimentaires.

Art. 23. — Les vases d'étain employés pour *contenir*, déposer ou préparer les substances alimentaires ou les liquides, ne devront contenir au plus que 10 p. 100 de plomb.

Art. 25. — Les étamages prescrits devront toujours être faits à l'étain fin. Malgré ces prescriptions, certains fabricants n'hésitent pas à employer des soudures au plomb et des fers-blancs de qualité inférieure, d'aspect gris bleu, faits avec des tôles trempées au bain d'alliage et de plomb, pour souder ou fabriquer les boîtes destinées à contenir les conserves alimentaires.

Cette pratique doit être surveillée par les inspecteurs des pharmacies, car elle présente souvent de grands dangers. Il peut se faire, en effet, et cela a été fréquemment constaté, qu'une certaine quantité de plomb soit introduite dans les conserves alimentaires; or on sait que les combinaisons de ce dernier métal sont toutes dangereuses, et que la substance toxique s'accumule dans l'économie, ou du moins n'est que très lentement éliminée, et que les doses les plus faibles peuvent, grâce à ce mécanisme, provoquer peu à peu l'empoisonnement chronique saturnin.

Recherche du plomb dans l'étain. — La recherche du plomb dans l'étain est indiquée, avec le plus grand soin, dans un rapport présenté par M. Gobley au conseil d'hygiène et de salubrité, sur un travail de M. Jeannel et que nous reproduisons. — On prend : rognures de l'étain à essayer $0^{gr},50$; acide azotique 2 grammes; eau 4 grammes. On fait chauffer le tout dans une petite capsule jusqu'à réduction des deux tiers. Après refroidissement, on ajoute 10 grammes d'eau distillée, et on filtre; l'acide métastannique insoluble reste sur le papier, tandis que la liqueur retient l'azotate de plomb soluble; elle précipite alors en jaune par l'iodure de potassium, et par le chromate de potasse : 1/40 000 de plomb est sensible à ces réactifs.

Poteries vernissées. — Les inspecteurs vérifieront les poteries servant à contenir les denrées alimentaires (cornichons, oseille, salaisons, vin, cidre, piquette, confitures, matières grasses).

En effet, une ordonnance du préfet de police en date du 2 juillet 1878, considérant que l'emploi de poteries vernissées ou recouvertes à l'aide d'un enduit ou vernis d'oxyde de plomb fondu ou incomplètement vitrifié constitue une cause de danger pour la santé publique, en ce qu'il peut avoir pour effet de rendre toxiques les denrées alimentaires préparées ou conservées dans ces vases, interdit la fabrication et la mise en vente des poteries tant françaises qu'étrangères vernies à l'aide d'enduits d'oxyde de plomb fondu ou incomplètement vitrifié, et cédant par conséquent de l'oxyde de plomb aux acides faibles.

Dans le département de la Gironde, un cultivateur éprouva des coliques de plomb déterminées par des cornichons qui avaient séjourné dans un pot de terre verni. Le vernis avait été décomposé par l'acide acétique ; le vinaigre dans lequel avaient séjourné les cornichons était trouble, épais, laiteux. Il contenait de l'acétate, du carbonate, du sulfate et du chlorure de plomb.

Les poteries communes, vernissées, grossières, sont les seules qui puissent présenter quelques dangers ; car leur vernis, appelé aussi *émail* ou *couverte*, contient toujours de l'oxyde de plomb ; elles doivent donc être sévèrement proscrites pour la conservation des substances alimentaires.

Les autres poteries, classées par M. Girardin en poteries mates, poteries communes émaillées ou à couverte opaque (faïence commune ou italienne), poteries de grès, poteries fines et blanches ou à couverte transparente (faïence fine ou anglaise), porcelaines, peuvent être employées sans danger.

Essai des poteries vernissées. — Toutefois, en 1873, M. Stanislas Martin, ayant constaté la présence du plomb dans l'émail employé pour recouvrir certaines poteries recommandées plus haut, il est prudent d'essayer tous les ustensiles ou poteries émaillées devant servir à préparer ou à conserver les substances alimentaires. Pour cela, on fait séjourner, dans le vase à essayer, une solution de vinaigre étendue au dixième, pendant vingt-quatre heures; si après ce temps la liqueur noircit par l'hydrogène sulfuré, les vases devront être rejetés des usages culinaires (Chevalier et Baudrimont).

Examen du poivre. — Le poivre est un condiment très employé. On en distingue deux sortes : Le *poivre noir*, que le négociant apprécie à la main en raison de sa plus ou moins grande pesanteur, fournit trois variétés commerciales : le poivre lourd, le poivre demi-lourd, le poivre léger. Les poivres les plus employés sont le Malabar, le Penang, le Sumatra, le Singapore, l'Alépy, le Tellichéry.

Le *poivre blanc.* — Il a pour origine le poivre noir décortiqué, c'est-à-dire dépouillé artificiellement de son enveloppe, en faisant gonfler la baie dans l'eau, la séchant au soleil, et la soumettant à un frottement convenable.

Le poivre est très souvent falsifié ; le poivre en poudre, surtout, subit de nombreuses falsifications. On lui ajoute des poudres préparées avec les tourteaux de chènevis, de colza, de navette, de faines, les fécules blanches et grises. — On y trouve encore les diverses farines des céréales (maïs, riz), la farine de haricots, la poudre obtenue des grabeaux, de la terre pourrie, des épices d'Auvergne, etc.

L'examen de semblables mélanges est difficile. Cependant à l'aide d'un certain nombre d'essais, et en agissant comparativement sur du poivre pur, en recourant surtout à l'examen au microscope, on peut arriver à caractériser ces diverses substances, et en signaler la présence. On consultera à ce sujet l'excellent *Dictionnaire des falsifications* de MM. Chevalier et Baudrimont.

Les inspecteurs, ne pouvant pas faire l'analyse des poivres qu'ils trouveront dans leurs visites, se contenteront de les goûter et de les sentir. — Le mélange des diverses substances frauduleusement ajoutées au poivre en affaiblit l'odeur, la saveur, la couleur. Souvent l'odorat fait reconnaître la présence des tourteaux des semences oléagineuses dont l'odeur rance et désagréable est caractéristique. Ils devront recommander aux épiciers et autres, de moudre leur poivre eux-mêmes à l'aide de moulins. En effet, le poivre broyé à la meule est souvent assez échauffé pour perdre une partie de son principe aromatique, tandis qu'il n'en est pas de même de celui qu'on divise à l'aide du moulin ; ce dernier est bien supérieur et beaucoup plus odorant. De plus, le poivre acheté tout moulu, poivre dont la pureté, garantie par le pulvérisateur, est le plus souvent illusoire, car on y rencontre presque toujours de nombreuses substances étrangères actives ou inertes, expose le commerçant à des mécomptes fort préjudiciables qu'il doit chercher à éviter.

Circulaire ministérielle sur la vente des vinaigres factices. — Les inspecteurs doivent aussi s'assurer de l'exécution de la circulaire ministérielle du 10 *octobre* 1855 *sur la vente des vinaigres factices*, ainsi conçue : « Monsieur le préfet, la pénurie et la cherté du vin ont porté beaucoup de fabricants à remplacer le vinaigre de vin par d'autres substances, telles que l'acide acétique plus ou moins étendu, que l'on obtient par la fermentation d'un grand nombre de liqueurs alcooliques, et l'acide pyroligneux provenant de la distillation du bois. Il y a aujourd'hui plusieurs recettes pour produire des vinaigres factices, et des brevets d'invention ont été pris pour des préparations de ce genre.

« L'administration ne me paraît pas devoir s'opposer à ces innovations, lorsqu'il est constaté qu'elles ne sont pas de nature à compromettre la santé des consommateurs. Il n'est pas, en effet, dans l'esprit de la législation qui prohibe les falsifications, de mettre obstacle aux progrès de l'industrie, et d'interdire la substitution, aux denrées antérieurement usitées, de compositions réclamées par les besoins de la consommation, loyalement avouées par le commerce, et acceptées par le consommateur. — Elles peuvent même être encouragées dans une certaine limite, lorsqu'elles ont pour résultat de suppléer à l'extrême rareté d'un produit de première nécessité, et d'en diminuer le prix. *Ce que la loi proscrit, c'est la fraude; et il est du devoir de l'autorité de veiller à ce que la confiance ne soit pas trompée par des substitutions dissimulées ou par des mélanges ayant pour conséquence d'affaiblir la qualité de la marchandise vendue.*

« Lorsque des faits de ce genre se produisent, l'intérêt des consommateurs comme celui des négociants honnêtes exige qu'ils soient réprimés. Il est à peine utile d'ajouter que toute préparation nuisible doit être sévèrement prohibée.

« Après m'être concerté avec M. le garde des sceaux, ministre de la justice, j'ai, en conséquence, l'honneur de vous inviter, M. le préfet, à prévenir vos administrés des peines auxquelles s'exposeraient *les fabricants et marchands, en vendant pour du vinaigre naturel de vin, des vinaigres fabriqués avec des substances autres que le vin*, ou en *livrant des vinaigres de vin affaiblis pour du vinaigre pur*.

« Cette dernière fraude paraît consister dans le mélange d'une partie de vinaigre de vin avec une ou deux parties d'eau, et l'addition de 2 ou 3 centièmes de sel marin, qui donnent au mélange la densité du vinaigre naturel, et la faculté de se conserver.

« *Vous aurez à déférer aux tribunaux les délits de l'une ou l'autre espèce qui vous seraient signalés*, pour qu'ils soient poursuivis par application de la loi du 27 mars-1er avril 1851, ou au besoin, de celle du 5 mai 1855. *Vous devez, en outre, donner des instructions aux membres des commissions d'inspection, pour qu'ils veillent à ce qu'il ne soit vendu aucune composition dont la recette ne serait pas parfaitement connue, ou qui étant employée aux doses et dans les conditions où l'on fait usage du vinaigre destiné à l'alimentation, serait de nature à porter préjudice à la santé.* »

Signé ROUHER.

Conformément à cette circulaire, les inspecteurs devront vérifier :

1° Les caractères et les falsifications des vinaigres trouvés chez les épiciers et autres.

2° La composition exacte des vinaigres factices vendus comme tels par les commerçants.

Afin de rendre ces vérifications plus faciles, nous allons donner les caractères des bons vinaigres, indiquer les principales falsifications qu'on leur fait subir, et les procédés à suivre pour arriver à les découvrir.

Caractères d'un bon vinaigre. — 1° Un bon vinaigre doit provenir du vin. Il doit être clair, limpide, d'une couleur jaunâtre ou rouge suivant la couleur du vin employé à sa préparation ; d'une saveur acide, sans âcreté, d'une odeur acétique légèrement éthérée. — Il ne doit pas rendre les dents rugueuses au contact de la langue.

2° Il marquera environ 2°,5 Baumé.

3° Il laissera à l'évaporation 2 pour 100 d'un résidu acide, cristallin, renfermant 0gr,22 de crème de tartre.

4° Il se troublera légèrement en présence du chlorure de baryum, de l'azotate d'argent, de l'oxalate d'ammoniaque.

5° Mêlé à une forte proportion d'alcool, il ne devra déposer ni matière gommeuse, ni dextrine.

6° Il ne devra pas se colorer en brun noirâtre par un sulfure alcalin.

7° Il ne devra pas changer de teinte ou précipiter par le cyanure jaune.

8° Il devra marquer 6 à 7° à l'acétimètre.

Tout vinaigre qui ne présenterait pas ces caractères devra être considéré comme suspect, et soumis à un examen approfondi.

Falsifications. — Dans le commerce, les vinaigres sont très souvent falsifiés.

On les remplace par des vinaigres factices.

On les affaiblit avec de l'eau.

On les rehausse avec l'acide chlorhydrique, l'acide nitrique, l'acide tartrique, l'acide oxalique.

On leur donne du montant en y faisant macérer des substances âcres, semences de moutarde, poivre long, pyrèthre, garou, graine de paradis, piment de la Jamaïque.

On les coupe avec des vinaigres inférieurs, tels que vinaigre de glucose, de bière, de cidre, de poiré, de grains, le vinaigre de bois, ou acide pyroligneux.

On augmente leur densité par l'addition de chlorure de sodium, d'acétate de chaux, de tartre, de sulfate et d'acétate de soude.

Nous donnons plus loin un tableau synoptique destiné à faire découvrir les principales falsifications que nous venons d'énumérer. Si on avait besoin de faire l'analyse complète d'un vinaigre, on consulterait utilement le *Dictionnaire des falsifications* de MM. Chevalier et Baudrimont (article *Vinaigre*, pages 1218, 1219 et suivantes), dans lequel les falsifications de ce produit sont étudiées avec la plus grande exactitude.

Tableau synoptique pour la recherche des principales falsifications des vinaigres.

RECHERCHE des falsifications suivantes	MÉTHODE D'ESSAI	RÉSULTAT DE L'ESSAI	NATURE DU VINAIGRE	
			PUR.	RENFERMANT les substances suivantes
Acides minéraux.	Lorsqu'un vinaigre est additionné d'acide sulfurique, chlorhydrique ou nitrique, on découvre la fraude à l'aide du *procédé de Payen*. On fait bouillir 0gr,50 de fécule de pomme de terre dans un décilitre de vinaigre soupçonné pendant 20 à 30 minutes ; on laisse refroidir, et on ajoute quelques gouttes de teinture d'iode.	Il se produit une coloration bleue intense.	Le vinaigre est pur, et ne contient que de l'acide acétique qui n'a pas désagrégé la fécule au point où elle cesse de bleuir par l'iode.	
		Il ne se produit pas de coloration.	....	Acide étranger, car il suffit de 2 ou 3 millièmes d'acide sulfurique, pour produire la désagrégation de la fécule, et sa conversion en dextrine, puis en glucose, dépourvus de prendre la teinte bleue au contact de l'iode.
Substances âcres.	On les reconnaît à leur saveur. On goûte le vinaigre.	Saveur acide, sans âcreté.	Pur.	
		Saveur âcre particulière et irritation de la bouche et des lèvres.	....	Substances âcres.
Sels minéraux.	On traite le vinaigre par l'azotate d'argent.	Précipité faible.	Pur.	
		Précipité blanc caillebotté abondant.	....	Sel marin.
	On traite le vinaigre par l'oxalate d'ammoniaque.	Précipité faible à peine sensible.	Pur.	
		Précipité abondant.	....	Acétate de chaux.
Vinaigres substitués.	On désigne ainsi ceux qui n'ont pas le vin pour origine, tout en renfermant de l'acide acétique en fermentation : ce sont les vinaigres de cidre, de poiré, de bière.			
Vinaigre de glucose.	Il résulte de la fermentation acétique des alcools étendus provenant eux-mêmes du sucre de fécule ou glucose.	Odeur et saveur spéciales rappelant celle de la fécule fermentée.	....	Vinaigre de glucose.
	On le mêle avec le double de son volume d'alcool à 90°.	Il ne se produit pas de dépôt.	Pur.	
		Il se produit un dépôt floconneux abondant de dextrine.	....	Vinaigre de glucose.
Vinaigre d'acide pyroligneux.	Fait en étendant d'eau l'acide pyroligneux pour lui donner le degré acétimétrique d'un vinaigre ordinaire, et en le colorant par un peu de caramel. On l'évapore à siccité.	Résidu abondant.	Pur.	
		Résidu faible renfermant une substance brune, amère, semblable au caramel, accompagnée de matières empyreumatiques et des sels de soude (acétate ou sulfate) que contient presque toujours l'acide pyroligneux.	....	Acide pyroligneux et caramel.

Que doivent faire les inspecteurs lorsqu'ils rencontrent dans leurs visites des substances médicamenteuses altérées ou falsifiées?

Si les inspecteurs trouvent, dans leurs différentes visites, des substances alimentaires ou médicamenteuses altérées ou falsifiées, ils devront constater le délit, et le signaler à l'officier public (maire, adjoint, commissaire de police) qui les accompagne.

Sur les indications fournies par les inspecteurs, les substances altérées ou falsifiées, ainsi que les drogues mal préparées ou détériorées, seront saisies à l'instant par l'officier public; procès-verbal de cette saisie sera dressé (art. 29 de la loi de germinal an XI); et il sera procédé ensuite conformément aux lois existantes.

Aujourd'hui, les délits de falsifications des substances alimentaires ou médicamenteuses, de tromperie sur la nature de ces marchandises, de détention de ces substances falsifiées ou corrompues, qu'elles soient nuisibles ou non, *sont de la compétence des tribunaux correctionnels;* ils sont réprimés uniquement par la loi des 10-19-27 mars 1851, et par l'art. 423 du Code pénal, dont voici le texte :

Loi tendant à la répression plus efficace de certaines fraudes dans la vente des marchandises, des 10, 19 *et* 27 *mars* 1851.

L'Assemblée nationale a adopté la loi dont la teneur suit :

ART. 1er. — Seront punis des peines portées par l'art. 423 du Code pénal :

1° Ceux qui falsifieront des substances ou denrées alimentaires ou médicamenteuses destinées à être vendues;

2° Ceux qui vendront ou mettront en vente des substances ou denrées alimentaires ou médicamenteuses qu'ils sauront être falsifiées ou corrompues;

3° Ceux qui auront trompé ou tenté de tromper, sur la qualité des choses livrées, les personnes auxquelles ils vendent ou achètent, soit par l'usage de faux poids ou de fausses mesures, soit par des manœuvres ou procédés tendant à fausser l'opération du pesage ou du mesurage, ou à augmenter frauduleusement le poids ou le volume de la marchandise, même avant cette opération; soit enfin par des indications frauduleuses, tendant à faire croire à un pesage ou mesurage antérieur et exact.

Art. 2. — Si, dans les cas prévus par l'art. 423 du Code pénal, ou par l'art. 1 de la présente loi, il s'agit d'une marchandise contenant des mixtions nuisibles à la santé, l'amende sera de 50 à 500 francs; à moins que le quart des restitutions et dommages-intérêts n'excède cette dernière somme; — l'emprisonnement sera de trois mois à deux ans.

Le présent article sera applicable même au cas où la falsification nuisible serait connue de l'acheteur ou consommateur.

Art. 3. — Seront punis d'une amende de 16 à 25 francs et d'un emprisonnement de six à dix jours, ou de l'une de ces deux peines seulement, suivant les circonstances, ceux qui, sans motifs légitimes, auront dans leurs magasins, boutiques, ateliers ou maisons de commerce, ou dans les halles, foires ou marchés, soit des poids ou mesures faux ou autres appareils inexacts servant au pesage ou au mesurage, soit des substances alimentaires ou médicamenteuses qu'ils sauront être falsifiées ou corrompues.

Si la substance est nuisible à la santé, l'amende

pourra être portée à 50 francs, et l'emprisonnement à quinze jours.

Art. 4. — Lorsque le prévenu, convaincu de contravention à la présente loi ou à l'art. 423 du Code pénal, aura, dans les cinq années qui ont précédé le délit, été condamné pour infraction à la présente loi ou à l'art. 423, la peine pourra être élevée jusqu'au double du maximum ; l'amende prononcée par l'art. 423 et par les art. 1 et 2 de la présente loi pourra être portée jusqu'à 1,000 francs, si la moitié des restitutions et dommages-intérêts n'excède pas cette somme, le tout, sans préjudice de l'application, s'il y a lieu, des art. 57 et 58 du Code pénal.

Art. 5. — Les objets dont la vente, usage, ou possession constitue le délit, seront confisqués, conformément à l'art. 423 et aux articles 477 et 481 du Code pénal.

S'ils sont propres à un usage alimentaire ou médical, le tribunal pourra les mettre à la disposition de l'administration pour être attribués aux établissements de bienfaisance.

S'ils sont impropres à cet objet ou nuisibles, les objets seront détruits ou répandus aux frais du condamné. Le tribunal pourra ordonner que la destruction ou effusion aura lieu devant l'établissement ou domicile du condamné.

Art. 6. — Le tribunal pourra ordonner l'affiche du jugement dans les lieux qu'il désignera, et son insertion intégrale ou par extrait dans tous les journaux qu'il désignera, le tout aux frais du condamné.

Art. 7. — L'art. 463 du Code pénal sera applicable aux délits prévus par la présente loi.

Art. 8. — Les deux tiers du produit des amendes

seront attribués aux communes dans lesquelles les délits auront été constatés.

ART. 9. — Sont abrogés les articles 173, n° 14 et 379, n° 5 du Code pénal.

Article 423 du Code pénal (ainsi remplacé par la loi du 13 mai 1863) :

Quiconque aura trompé l'acheteur sur le titre des matières d'or ou d'argent, sur la qualité d'une pierre fausse vendue pour fine, *sur la nature de toutes marchandises ;* quiconque, par usage de faux poids ou de fausses mesures, aura trompé sur la quantité des choses vendues, sera puni de l'emprisonnement pendant trois mois au moins, un an au plus et d'une amende qui ne pourra excéder le quart des restitutions et dommages-intérêts, ni être au-dessous de cinquante francs. Les objets du délit, ou leur valeur, s'ils appartiennent encore au vendeur, seront confisqués ; les faux poids et les fausses mesures seront aussi confisqués, et de plus seront brisés. — Le tribunal pourra ordonner l'affiche du jugement dans les lieux qu'il désignera, et son insertion intégrale ou par extrait dans tous les journaux qu'il désignera, le tout aux frais du condamné.

Dangers de la confusion des droguistes et des épiciers. — Avant de terminer ce qui a rapport à la visite chez les droguistes et les épiciers, nous voulons signaler à MM. les Inspecteurs une mesure qui nous préoccupe depuis longtemps, et qui nous semble de nature à mériter toute l'attention de l'administration supérieure; elle consisterait à établir une distinction entre les droguistes et les épiciers.

La confusion entre les deux professions constitue un danger qui nous paraît incontestable, et qui pourrait être conjuré, en interdisant aux épiciers de tenir même des drogues simples, et à plus forte raison des substances toxiques. Nous voudrions que ce droit fût exclusivement réservé aux droguistes, qui ne pourraient obtenir ce titre qu'après avoir donné des preuves de connaissances toxicologiques. Quel est donc l'homme s'occupant de sciences, qui n'a pas été frappé des graves inconvénients du maniement des poisons les plus actifs, par des individus n'offrant à la société aucune garantie, à cause de leur ignorance ?

L'art. 43 de l'arrêté de thermidor an XI exige de ceux qui se destinent à la profession d'herboriste un certificat, attestant qu'ils possèdent les éléments de la botanique, des notions sur le mode de dessiccation et de conservation des plantes ; tandis que, par une étrange anomalie, le débit en gros des poisons minéraux et végétaux les plus actifs est abandonné aux mains du plus ignorant épicier.

Cette situation ne saurait être tolérée ; celui qui voudrait désormais devenir *droguiste* devrait subir des examens donnant la preuve qu'il a étudié la composition et la nature des substances placées dans son magasin, l'énergie de leur action, et enfin le danger du contact de certaines drogues avec d'autres, et les précautions nécessaires pour le faire cesser, et conjurer les accidents. — Nous osons espérer que M. le ministre de l'Agriculture et du Commerce, frappé de la justesse de nos observations, sentira la nécessité de faire modifier promptement une situation si dangereuse pour la sécurité publique.

VISITE CHEZ LES HERBORISTES

Les herboristes sont assujettis à des visites réglées par les art. 29, 30, 31 de la loi de germinal, par les articles 42 et 46 de l'arrêté du 25 thermidor et par le décret du 23 mars 1859.

Taxe à imposer aux herboristes. — Les herboristes doivent-ils être soumis à la taxe de 4 francs imposée aux épiciers et aux droguistes ?

Une circulaire ministérielle du 24 avril 1859 dit à ce sujet : « Les magasins d'herboristes doivent être aussi visités ; mais je crois utile de rappeler que ces établissements ne donneraient lieu à la perception du droit qu'autant qu'on y vendrait de la droguerie, et dans ce cas les propriétaires seraient désignés au rôle comme droguistes. »

Malgré cette circulaire, l'École supérieure de pharmacie de Paris, considérant que cette taxe est spécialement destinée à payer les frais de visites faits par les Inspecteurs, applique à tous les herboristes une taxe de 4 francs.

La position des herboristes est réglée par l'art. 37 de la loi de germinal, et par les articles 43, 44 et 45 de l'arrêté de thermidor, modifiés par les articles 14, 16, 17, 19, 21 de l'ordonnance du 22 août 1854. Dans leurs visites chez les herboristes, les inspecteurs doivent :

1° *S'assurer si l'herboriste est reçu;* et à cet effet ils demanderont à voir leur certificat d'examen constatant qu'ils connaissent les plantes médicinales. Rappelons qu'il existe deux classes d'herboristes, comme il existe deux classes de pharmaciens.

L'herboriste de première classe ne peut obtenir ce titre, qui lui donne le droit d'exercer dans toute la

France, que devant l'une des écoles supérieures de pharmacie.

L'herboriste de seconde classe ne peut exercer hors du département pour lequel il s'est fait recevoir ; il peut subir son examen qui est le même que celui d'herboriste de première classe, soit devant l'école supérieure de pharmacie dans le ressort de laquelle se trouve le département où il veut exercer, soit devant l'école préparatoire de médecine et de pharmacie. — Lorsqu'il veut exercer dans un autre département que celui pour lequel il a été reçu, il doit subir un nouvel examen.

Femmes herboristes. —Les femmes peuvent-elles être herboristes ? L'administration consultée à ce sujet a décidé qu'une femme peut se faire recevoir herboriste.

2° *Vérifier si les herboristes ne vendent pas d'autres substances que celles qu'il leur est permis de vendre d'après les lois et règlements.*

A. Il est permis aux herboristes de vendre, en nature seulement, les plantes médicinales indigènes sèches ou fraîches, ou les parties usuelles de ces plantes (racines, feuilles, tiges et fleurs).

B. Il leur est défendu de vendre les plantes indigènes vénéneuses. — Cela résulte d'une ordonnance du préfet de police s'appuyant sur l'art. 5 de l'ordonnance du roi du 29 octobre 1846 ainsi conçu : « La vente des substances vénéneuses ne peut être faite, pour l'usage de la médecine, que par les *pharmaciens*, et sur la prescription d'un médecin, chirurgien, officier de santé, vétérinaire breveté. » Les herboristes ne pouvant pas faire le commerce des plantes vénéneuses, ne sont pas astreints à la formalité de l'étiquette spéciale (rouge orangé).

C. Ils ne peuvent vendre aucune plante exotique,

ni aucunes compositions ou préparations pharmaceutiques, même les plus simples (tisanes, emplâtres, etc. Toute contravention est un cas d'exercice illégal) (Cassation, 9 octobre 1824; tribunal de la Seine, 7 mai, 3 juillet, 3 décembre 1834, mai 1872, 1873, 1874, 1878, 1879).

3° *Examiner si l'herboriste fait un autre commerce que celui de grainetier.* En effet, l'art. 7 du 14 nivôse an XI dit : « A partir du 1er germinal prochain, nul herboriste ne pourra cumuler d'autre commerce que celui de grainetier. » Mais cette défense n'est pas toujours observée, car la plupart des herboristes de Paris font un autre commerce que celui des graines; ils sont, par exemple, épiciers, parfumeurs, etc.

VISITE CHEZ LES OFFICIERS DE SANTÉ ET LES DOCTEURS EN MÉDECINE AYANT DES DÉPOTS DE MÉDICAMENTS

La commission d'inspection doit également visiter les docteurs en médecine et les officiers de santé qui, pour l'exercice de leur art, tiennent chez eux des drogues et des médicaments.

L'art. 27 de la loi de germinal permet aux officiers de santé (et par officier de santé il faut entendre toute personne exerçant légalement l'art de guérir, car il n'y a aucun motif pour refuser aux docteurs la faculté accordée aux officiers de santé) *établis dans les bourgs, villages ou communes, où il n'y aurait pas de pharmacien ayant officine ouverte, de fournir des médicaments simples et composés, aux personnes près desquelles ils seront appelés, mais sans avoir le droit de tenir officine ouverte.*

Cette dérogation au principe consacré par l'art. 27 de la loi de germinal avait sa raison d'être, parce que le législateur n'a pas voulu que, dans les cas d'urgence, les malades résidant dans ces communes fussent privés des médicaments de première nécessité; mais elle a donné lieu à de nombreux abus. Afin de remédier à ces abus, le congrès médical de 1845 avait proposé de substituer à l'art. 27 de la loi de germinal une disposition ainsi conçue : « *Les médecins établis dans les communes où il n'y aura pas de pharmacie ouverte sont autorisés à porter à leurs malades, à une distance de* 8 *kilomètres d'une pharmacie ouverte, les médicaments les plus indispensables, mais sans pouvoir ni les préparer, ni les vendre.* »

Cette proposition du congrès médical n'ayant pas acquis force de loi, l'art. 27 de la loi de germinal doit donc seul être retenu; par suite l'officier de santé et le docteur en médecine ont le droit de fournir des médicaments à leurs malades, dans les conditions énoncées par l'art. 27 de la loi de germinal, qui peuvent se résumer de la façon suivante : Il faut qu'il n'y ait pas de pharmacien ayant officine ouverte ; il faut que le médecin ne fournisse de médicaments qu'aux malades près desquels il est appelé ; qu'il ne tienne pas d'officine ouverte. Si donc le médecin vend des médicaments à d'autres personnes qu'à celles qui l'ont appelé, s'il en vend même à ceux qu'il soigne, lorsqu'ils résident dans une commune où un pharmacien est établi, quoiqu'il n'y en ait pas dans celle qu'il habite, ou bien encore, lorsqu'habitant lui-même une commune où il existe une officine, il en fournit à ses malades domiciliés dans une commune privée de pharmacien, il commet une infraction à la loi, et se rend coupable du délit d'exercice illégal de la pharmacie. Cela résulte des différents arrêts de la Cour de cassation, 22 mars 1832; — de la Cour de Paris, 21 mai 1829, 1er avril 1842, 23 novembre 1843 ; Cour de Poitiers, 10 mars 1859.

Ces dispositions s'appliquent également aux médecins homéopathes; ils n'ont pas le droit d'avoir chez eux un approvisionnement de médicaments homéopathiques, de les distribuer à leurs malades, lors même qu'ils ont fait venir ces médicaments d'une pharmacie spéciale, toutes les fois que, dans la commune, il se trouve un pharmacien ayant officine ouverte. Cela résulte de différents arrêts, et notamment d'un arrêt de la Cour de cassation, rendu toutes chambres réunies, le 4 mars 1858, dans l'affaire des pharmaciens d'Angoulême contre le sieur Moreau, médecin homéopathe.

Cependant, il faut admettre que si les pharmaciens de la commune se refusaient à exécuter la formule d'un médecin homéopathe, et si ce refus était constaté, le médecin aurait le droit de fournir les médicaments ; on dirait alors avec raison qu'il n'y a pas de pharmacie, et que l'on rentre dans l'exception prévue par l'art. 27.

Obligations imposées aux docteurs et aux officiers de santé. — Les officiers de santé et les docteurs en médecine ayant chez eux des drogues et des médicaments sont soumis à toutes les obligations imposées aux pharmaciens. Ils doivent notamment : 1° *tenir un registre des poisons dans les formes légales ;* 2° *avoir des médicaments de bonne qualité ;* 3° *apposer des étiquettes spéciales (rouge orangé) sur les médicaments destinés à l'usage externe.* Cette prescription, inscrite dans un paragraphe de la circulaire ministérielle du 25 juin 1855, concernant la vente des substances vénéneuses, est ainsi conçue : « La formalité de l'étiquette spéciale (rouge orangé) doit être imposée aux médecins des communes rurales qui, à défaut de pharmaciens, tiennent des dépôts de médicaments. »

Les Inspecteurs des pharmacies auront à examiner

si toutes les prescriptions de la loi sont fidèlement observées, et ils devront consigner dans leur rapport toutes les infractions qu'ils auront constatées.

VISITE CHEZ LES VÉTÉRINAIRES

Comme les docteurs en médecine et les officiers de santé, les vétérinaires qui, pour l'exercice de leur art, tiennent des dépôts de médicaments sont soumis à la visite de la commission d'inspection des pharmacies.

Les vétérinaires ont-ils le droit de vendre des médicaments et des substances vénéneuses? — On a contesté aux vétérinaires le droit de vendre des médicaments destinés aux animaux, et le droit de préparer eux-mêmes et de vendre des remèdes composés avec des substances vénéneuses.

Ces deux questions, qui ont fait l'objet de nombreuses controverses, semblent aujourd'hui définitivement réglées par la jurisprudence et par une circulaire ministérielle du 20 mai 1853, contenant des instructions sur l'application de l'ordonnance du 29 octobre 1846 à l'exercice de l'art vétérinaire.

Il résulte, en effet, de nombreuses décisions, et notamment d'un arrêt de la Cour d'Orléans du 18 juillet 1860, que les vétérinaires, même non brevetés, ont le droit de composer et de vendre toutes préparations médicamenteuses destinées aux animaux, quand même ces médicaments seraient confectionnés d'après les formules insérées au Codex, mais à la condition absolue de ne les employer qu'au traitement des animaux.

Les vétérinaires peuvent-ils préparer eux-mêmes et vendre des remèdes composés avec des substances vénéneuses ? La négative résulte de l'art. 5 de l'ordonnance du 29 octobre 1846 qui dit : « *La vente des subs-*

tances vénéneuses ne peut être faite pour l'usage de la médecine que par les pharmaciens, et sur la prescription d'un médecin, chirurgien, officier de santé, vétérinaire breveté. »

Cette dernière expression fait bien voir que par *usage de la médecine* l'article entend non seulement la médecine humaine, mais même la médecine vétérinaire ; d'où il suit que les remèdes composés de substances vénéneuses, même lorsqu'ils sont destinés à des animaux, ne peuvent être préparés et vendus que par les pharmaciens.

Telle n'est pas l'interprétation adoptée par l'administration. Il résulte d'une circulaire du ministre du commerce du 23 mai 1853, que les vétérinaires brevetés peuvent préparer eux-mêmes et vendre des remèdes composés avec des substances vénéneuses.

La cour de cassation cependant, par son arrêt du 17 juillet 1867, décide : « que les vétérinaires ont le droit de préparer et de livrer des compositions médicamenteuses pour les animaux, lorsque ces compositions ne contiennent aucune des substances portées au tableau annexé au décret de 1850. »

Conduite que les Inspecteurs doivent tenir envers les vétérinaires. — En présence de ces décisions contradictoires, et jusqu'à ce qu'une loi plus précise soit promulgée, nous pensons que les Inspecteurs des pharmacies doivent laisser aux vétérinaires brevetés la faculté de faire librement le commerce des drogues vénéneuses ou non vénéneuses. Mais ils examineront avec le plus grand soin si les vétérinaires brevetés se conforment aux dispositions de l'ordonnance du 29 octobre 1846, sur les substances vénéneuses, qui les oblige : 1° *à faire la déclaration au maire* exigée par l'art. 1 ; 2° *à inscrire sur un registre coté et paraphé par le maire les ventes et les achats des substances vénéneuses* (art. 3) ; 3° *à renfermer les substances vénéneuses dans un endroit sûr et fermé à clef* (art. 11).

Maréchaux experts, empiriques. — Les maréchaux experts et les empiriques, en un mot tous ceux qui font profession de se livrer au traitement des animaux domestiques, sans être munis d'un brevet de médecin vétérinaire, ont-ils le droit de vendre des substances vénéneuses ? Les uns, comme MM. Briand et Chaudé, pensent que oui ; d'autres, notamment Dalloz, pensent que non. Nous partageons l'opinion de Dalloz qui nous paraît plus conforme à l'esprit de la loi de 1846. Il est inutile d'ajouter que, dans le cas où on permettrait aux maréchaux experts et aux empiriques de vendre des substances vénéneuses, ils doivent rigoureusement observer les dispositions de l'ordonnance du 29 octobre 1846.

Les Inspecteurs des pharmacies auront aussi à vérifier si les vétérinaires, maréchaux experts et autres, se conforment à l'arrêté ministériel du 26 février 1875, signé Grivart, concernant la vente de l'acide arsénieux destiné à l'usage interne pour le traitement des animaux domestiques, et que nous avons rapporté dans le chapitre intitulé : *Visite chez les pharmaciens.*

VISITE DES DÉPOTS D'EAUX MINÉRALES ET ARTIFICIELLES

La commission d'inspection des pharmacies est aussi chargée de visiter les dépôts d'eaux minérales naturelles ou artificielles, dont l'exploitation, la fabrication, le dépôt et la vente sont régies par des lois particulières et notamment par l'ordonnance du 18 juillet 1823.

Nous extrayons de cette ordonnance les articles suivants relatifs à la fabrication des eaux minérales artificielles, au dépôt et à la vente de ces eaux, ainsi que des eaux minérales naturelles.

Art. 2. — Tous les individus fabriquant des eaux minérales artificielles ne pourront obtenir et conserver l'autorisation nécessaire, qu'à la condition de se soumettre aux dispositions qui les concernent dans la présente ordonnance, de justifier des connaissances nécessaires pour de telles entreprises, ou de présenter pour garant un pharmacien légalement reçu.

Art. 13. — Ils ne pourront s'écarter, dans leurs préparations, des formules approuvées par le ministre, et dont copie restera entre les mains des inspecteurs chargés de veiller à ce qu'elles soient exactement suivies.

Art. 14. — Les autorisations nécessaires pour tous dépôts d'eaux minérales naturelles ou artificielles, ailleurs que dans les pharmacies, ou dans les lieux où elles sont puisées et fabriquées, ne seront pareillement accordées, qu'à la condition de se soumettre aux présentes règles, et de subvenir aux frais d'inspection.

Art. 15. — Il ne peut être fait d'expédition d'eaux minérales naturelles hors de la commune où elles sont puisées, que sous la surveillance de l'inspecteur ; les envois doivent être accompagnés d'un certificat d'origine délivré par lui, constatant les quantités expédiées, la date de l'expédition, et la manière dont les vases ou bouteilles ont été scellés, au moment même où l'eau a été puisée à la source.

Les expéditions d'eaux minérales artificielles seront pareillement surveillées par l'inspecteur et accompagnées d'un certificat d'origine délivré par lui.

Art. 16. — Lors de l'arrivée desdites eaux aux lieux

de leur destination, ailleurs que dans les pharmacies ou chez des particuliers, les vérifications nécessaires pour s'assurer que les précautions prescrites ont été observées, et qu'elles peuvent être livrées au public, seront faites par les inspecteurs ; les caisses ne seront ouvertes qu'en leur présence et les débitants devront tenir registre des quantités reçues ainsi que des ventes successives.

Art. 17. — Là où il n'aura pas été nommé d'inspeceurs, tous les établissements d'eaux minérales naturelles et artificielles seront soumis aux visites ordonnées par les art. 29, 31 et 38 de la loi de germinal an XI.

Les Inspecteurs devront s'assurer de l'exécution de cette ordonnance ; à cet effet : 1° ils demanderont aux fabricants, dépositaires ou marchands, l'autorisation exigée par les art. 12 et 14, et qui leur est aujourd'hui délivrée par les préfets, depuis le décret de décentralisation du 13 avril 1861.

2° Ils visiteront le registre des achats et des ventes.

3° Ils examineront l'état des appareils employés à la fabrication des eaux artificielles, qui, d'après la commission permanente des eaux minérales de l'Académie de médecine, doivent remplir certaines conditions énumérées plus bas :

A. Le vaisseau destiné à l'incorporation du gaz acide carbonique, s'il est en plomb ou en cuivre même étamé, sera recouvert dans toute la surface intérieure d'une feuille d'étain de 2 à 3 millimètres d'épaisseur, procédé adopté à l'établissement *du Gros-Caillou*, et suivi avec succès depuis 1820.

B. Les appareils seront bien entendus pour le lavage du gaz ; les tubes de communication seront en étain ou mieux en verre ; le plomb sera exclu.

4° Ils vérifieront si le fabricant suit, dans sa fabrication, la formule approuvée par le ministre, en se rappelant toutefois que, pour des cas particuliers, il a droit d'exécuter des formules magistrales, sur la prescription écrite d'un médecin.

5° Ils s'assureront de la bonne qualité des produits.

Les eaux minérales artificielles sont en réalité des préparations médicinales ; et les pharmaciens ont, à plusieurs reprises, réclamé le droit exclusif et qui leur est naturellement acquis, sans autorisation préalable, de les fabriquer et de les vendre, mais on a pensé que la fabrication de ces eaux n'exigeant pas de profondes connaissances scientifiques, on ne pouvait assimiler la tenue d'un établissement d'eaux minérales à celle d'une officine ; que c'était là surtout une entreprise industrielle, et qu'il suffisait d'imposer la nécessité d'une autorisation et d'une surveillance.

Les inspecteurs doivent, en conséquence, exiger rigoureusement la présentation de l'autorisation indispensable, et se montrer très sévères dans la surveillance de ces établissements.

RECHERCHE DES ÉTABLISSEMENTS EXERÇANT ILLÉGALEMENT LA PHARMACIE

Les inspecteurs des pharmacies doivent encore rechercher les établissements qui se livrent, sans autorisation légale, à la vente des préparations ou compositions médicinales. Cela résulte des articles 30 et 31 de la loi du 21 germinal an XI (11 avril 1803) ainsi conçus :

Art. 30. — Les mêmes professeurs en médecine et membres des écoles de pharmacie pourront, avec l'autorisation des préfets, sous-préfets et maires, et assistés du commissaire de police, visiter et inspecter les magasins de drogues, laboratoires et officines des villes placées dans le rayon de dix lieues où sont établies les écoles, *et se transporter en tous lieux où on fabriquera et débitera, sans autorisation légale, des préparations ou compositions médicinales.* Les maires ou adjoints, ou à leur défaut les commissaires de police, dresseront procès-verbal de ces visites, pour, en cas de contravention, être procédé contre les délinquants conformément aux lois antérieures.

ART. 31. — Dans les autres villes ou communes, les visites indiquées ci-dessus seront faites par les membres des jurys médicaux réunis aux quatre pharmaciens par l'art. 13 (abrogé par le décret du 23 mars 1859 qui confie l'inspection des pharmacies à des inspecteurs de la pharmacie).

Comment doivent se faire ces visites. — Lorsqu'il s'agit de rechercher les établissements qui se livrent, sans autorisation, à la fabrication ou à la vente des préparations ou compositions médicinales, la visite des inspecteurs des pharmacies ne peut et ne doit se faire qu'avec l'autorisation expresse du préfet, du sous-préfet ou du maire.

La raison de cette formalité est facile à saisir. En effet, les particuliers chez lesquels on voudrait faire constater des faits illicites de fabrication et de débit, n'étant pas soumis aux obligations qui pèsent sur les pharmaciens, pourraient accueillir avec défiance les inspecteurs qui voudraient visiter leurs établissements. Il était donc nécessaire, pour défendre les particuliers contre ces visites arbitraires, et pour protéger les membres de l'inspection, qu'une autorisation émanant de l'autorité locale, préfet, sous-préfet ou maire, vînt donner pour ainsi dire, à la mission des inspecteurs un caractère authentique.

Par arrêté du 20 septembre 1841, le prefet de police, à Paris, a donné le droit à l'École de pharmacie de procéder d'office à ces perquisitions. Elles peuvent donc être faites en vertu de ce mandat général; cependant, le plus souvent, elles n'ont lieu que sur un mandat spécial de cette autorité.

Divers cas d'exercice illégal de la pharmacie. — Il y a exercice illégal de la pharmacie, toutes les fois qu'il y a contravention aux articles suivants :

A. Art. 25 de la loi de germinal. — « Nul ne peut ouvrir une pharmacie, préparer, vendre ou débiter des médicaments, s'il n'a été reçu d'après les formes voulues. »

B. Art. 6 de la déclaration du roi du 25 avril 1777. — « Il est défendu aux épiciers ou tous autres de fabriquer, vendre et débiter aucun sel, préparation ou composition entrant dans le corps humain, ni de faire aucune mixtion de drogues simples, pour administrer en forme de médecine, sous peine de 500 francs d'amende. »

C. Art. 33 de la loi de germinal. — « Les épiciers ou droguistes ne pourront vendre aucune préparation ou composition pharmaceutique, sous peine de 500 francs d'amende. Ils pourront continuer de faire le commerce en gros des drogues simples, sans pouvoir néanmoins en débiter aucune au poids médicinal. »

Dans le cours de cette étude, nous avons eu occasion de signaler les nombreuses infractions à ces articles commises par les droguistes, les épiciers, les herboristes.

Exercice illégal de la pharmacie par les congrégations religieuses. — Il convient de rappeler ici que ces dispositions prohibitives sont trop souvent mises en oubli par des personnes appartenant à des congrégations religieuses, et par les administrations hospitalières qui ont recours à leurs services. — Quelque louables que soient leurs intentions, quelque grand que soit le zèle des sœurs de charité qui sont préposées, dans beaucoup de localités, à la pharmacie des hospices et des bureaux de bienfaisance, on ne doit jamais perdre de vue que la bonne préparation des médicaments suppose des études auxquelles elles n'ont pu se livrer. L'obéissance aux lois est d'ailleurs un devoir pour tous, et l'on voudrait vainement s'en dispenser en invoquant l'intérêt des pauvres qui n'est pas ici en question, puisqu'il est extrêmement facile aux administrations des hôpitaux et des bureaux de bienfaisance de traiter avec des pharmaciens pour faire délivrer gratis, ou à prix réduits, aux malades indigents les médicaments qui leur sont nécessaires.

Les inspecteurs des pharmacies devront, par conséquent, dans leurs visites annuelles, *inspecter les pharmacies et les dépôts de médicaments des établissements de bienfaisance, signaler, dans leurs rapports à l'autorité, les sœurs de charité qui contreviendraient aux dispositions de la loi,* en préparant elles-mêmes des médicaments autres que ceux qui sont désignés dans l'instruction rédigée par la Faculté de médecine dans sa séance du 9 pluviôse an X (29 janvier 1802) et qui est ainsi conçue :

Extrait de l'instruction rédigée par la Faculté de médecine le 9 pluviôse an X.

« Les sœurs de charité sont autorisées à préparer elles-mêmes les tisanes, les potions simples, les loochs simples, les cataplasmes, les fomentations, les médecines et autres médicaments magistraux dont la préparation est si simple, qu'elle n'exige pas de connaissances pharmaceutiques très étendues. Il leur sera interdit de s'occuper de médicaments officinaux, tels que les sirops composés, les pilules, les électuaires, les extraits, les liqueurs alcooliques, et généralement tous ceux dont la bonne préparation est subordonnée à l'emploi de manipulations compliquées. »

N. B. Dans les hospices où il ne se trouve pas de pharmacies, les médicaments composés (remèdes officinaux) doivent être fournis aux sœurs qui les dirigent, par une pharmacie du dehors.

L'exercice illégal de la pharmacie par les congrégations religieuses, qui, dans certaines villes, s'est développé dans des proportions considérables, présente plusieurs questions très intéressantes à étudier.

1° Les sœurs de charité ont-elles le droit de vendre des médicaments ?

2° La vente opérée pour le compte des hôpitaux ayant une pharmacie dirigée par un pharmacien est-elle légale ?

Première question. — Beaucoup d'hospices et d'établissements de bienfaisance sont desservis par des sœurs de charité, qui non seulement préparent des médicaments pour les malades confiés à leurs soins, mais encore en distribuent et en vendent au dehors. Ce fait a donné lieu à de nombreuses réclamations de la part des pharmaciens; et, à plusieurs reprises, l'administration a cherché à faire droit à ces réclamations, et à faire exécuter les lois édictées dans l'intérêt de la santé publique, sans cependant imposer au dévouement des sœurs de charité des entraves inutiles.

Avant de rechercher quels sont, dans l'état actuel de la législation et de la jurisprudence, les droits des hospices, des établissements de bienfaisance et des sœurs de charité, nous allons rapidement passer en revue les anciens règlements invoqués par eux, pour justifier la concurrence illicite qu'ils font aux pharmaciens.

L'article 8 de la déclaration du roi du 25 avril 1777 permettait aux communautés séculières ou régulières et aux hôpitaux, d'avoir des pharmacies pour leur usage particulier et intérieur, mais leur défendait de vendre ou débiter aucune drogue simple ou composée à peine de 500 livres d'amende.

La révolution ayant éclaté, les communautés furent détruites; mais lorsque les sœurs de charité furent rappelées à leurs anciennes fonctions, elles prétendirent avoir le droit de préparer et de distribuer des médicaments. Le ministre de l'intérieur, consulté à cet égard, demanda l'avis de l'École de médecine; et celle-ci, dans sa séance du 9 pluviôse an X, prit une délibération dont nous allons donner les conclusions.

Aux termes de cette délibération, dans les hospices particuliers et dont la direction leur est confiée, les sœurs de charité pouvaient :

1° Administrer les médicaments prescrits par les médecins ;

2° Préparer elles-mêmes certains médicaments dont nous avons donné la nomenclature *ut suprà;*

3° Employer, pour les malades de l'hospice seulement, les médicaments contenus dans la pharmacie. Défense absolue de vendre ces médicaments au public, à moins d'une autorisation de l'administration. Toutes ces dispositions s'appliquaient aux établissements de secours à domicile, et aux hôpitaux où il n'y avait pas de pharmaciens salariés ; quant aux hôpitaux où la pharmacie était dirigée par un pharmacien légalement reçu, les sœurs de charité ne pouvaient en aucune façon s'occuper des médicaments. Il résultait, par conséquent, de ces instructions, que les sœurs de charité pouvaient, dans certains cas, préparer quelques médicaments déterminés; qu'en règle générale, elles ne pouvaient pas vendre des médicaments soit magistraux, soit officinaux, mais que cette faculté pouvait leur être accordée par l'administration. C'est alors que fut publiée la loi de germinal an XI, qui, dans son article 25, déclare que nul ne peut ouvrir une pharmacie, préparer, vendre ou débiter aucun médicament, s'il n'a été reçu d'après les formes voulues, et qui, dans son article 36, prohibe tout débit au poids médicinal. Les termes généraux de la loi de germinal semblaient s'appliquer aux sœurs de charité et aux hôpitaux comme aux simples particuliers; mais l'administration, par deux circulaires différentes (une du 1er octobre 1806, une du 16 avril 1828), décida que l'on pouvait autoriser les sœurs de charité à préparer et à vendre les remèdes magistraux, mais qu'elles ne pouvaient distribuer ou vendre des remèdes composés.

Cependant la jurisprudence, ainsi que nous allons le voir, semblait ne pas admettre ces distinctions entre les remèdes officinaux et les remèdes magistraux, et vouloir prohiber la vente, par les sœurs de charité, de toute espèce de médicament. Aussi, une circulaire du 31 janvier 1848, relative à l'organisation des hôpitaux, après avoir établi que dans les hôpitaux où se trouve une pharmacie dirigée par un pharmacien, celui-ci doit faire toutes les préparations, qu'il doit les distribuer lui-même, qu'il ne peut se faire une clientèle au dehors; que les sœurs de charité, auxquelles on a confié l'administration intérieure de l'hospice, ne peuvent distribuer elles-mêmes aux malades les médicaments que dans les hospices où il n'y a pas de pharmacien, que même dans ce cas elles ne peuvent préparer que les médicaments magistraux, ajoute-t-elle : « Il ne saurait être douteux que la prohibition imposée au pharmacien de vendre des remèdes au dehors ne s'applique également aux sœurs de charité; il faut comprendre aussi dans cette prohibition, même la vente des remèdes simples que les sœurs peuvent préparer, et qui doivent être ou donnés gratuitement aux indigents, ou conservés pour les seuls habitants des établissements charitables. »

La jurisprudence, avons-nous dit, ne semblait pas admettre les distinctions faites par l'administration ; c'est ce qui ressort de plusieurs jugements, et notamment de l'arrêt rendu le 28 janvier 1830 par la Cour de Bordeaux, et qui est ainsi conçu : « La Cour : — Attendu en droit que, soit dans l'intérêt de la santé publique, soit afin de maintenir les pharmaciens dans l'exercice exclusif d'une industrie, qui comme toutes les autres propriétés doit être respectée, il convenait d'interdire la vente de tout médicament à quiconque n'aurait pas été reçu pharmacien, que tel est le but que la loi de germinal s'est efforcée d'atteindre; que cette loi a déclaré, par son article 25, que nul ne pourra ouvrir une officine de pharmacien, préparer ou vendre aucun médicament, s'il n'a été reçu pharmacien ; que l'article 36 défend tout débit au poids médicinal ; que la prohibition est générale, et s'applique par conséquent aux sœurs de Saint-Vincent de Paul et autres ; qu'on ne trouve dans la loi de germinal aucune distinction entre les remèdes magistraux et les remèdes officinaux ; et que la vente des uns et des autres est également interdite à toute personne qui n'a pas obtenu un diplôme de pharmacien ; qu'il n'est exact, sous aucun rapport, de prétendre que les prohibitions établies par la loi de l'an XI manquent de sanction, que l'on trouve cette sanction soit dans l'article 36, soit dans l'article unique de la loi du 29 pluviôse ; — Attendu, en fait, qu'il est avoué par la supérieure des sœurs de charité attachées à l'hospice de Saint-Macaire qu'elles ont vendu divers médicaments, comme sirop de violettes, sirop de pêches, crème de tartre, farine de lin, pastilles et pommades vertes, que toutes ces drogues ont été vendues au poids médicinal, et par conséquent en contravention à l'article 36 ; que le tribunal de la Réole a donc mal jugé ; — Attendu néanmoins, d'une part, que le ministère public n'a pas interjeté appel, et de l'autre, que les sœurs de charité ont pu être induites en erreur par une circulaire du ministre de l'intérieur du 16 avril 1828 qui paraissait les autoriser à vendre certains remèdes connus sous le nom de magistraux ; qu'ainsi, aucune peine publique ne saurait être prononcée. »

Conclusion. — De ce qui précède, *il faut tenir aujourd'hui pour constant, que les sœurs de charité placées dans un établissement où il n'y a pas d'officine dirigée par un pharmacien ne peuvent vendre de médicaments au dehors.* C'est ce que déclare formellement une lettre du ministre de l'instruction publique et des cultes, en date du 27 novembre 1862, adressée à l'évêque de Saint-Brieuc, et dont le texte se trouve rapporté page 954 du *Manuel de médecine légale* de Briand et Chaudé. Toutes les fois, du reste, que l'on s'est adressé aux évêques pour faire cesser, de la part des religieuses, l'exercice illégal de la pharmacie, les évêques se sont empressés d'engager les congrégations religieuses de leur diocèse à observer exactement les dispositions de la loi.

Deuxième question. — Une question beaucoup plus grave s'est présentée? Un hôpital possédant une pharmacie administrée par un pharmacien peut-il faire vendre au dehors des médicaments pour son compte, et avec l'autorisation de l'administration?

La jurisprudence décide l'affirmative (Voir Dalloz, les jugements des cours de Paris, 22 mars 1834; Lyon, 23 juin 1847; — Cassation, 17 avril 1848; — Riom, 22 février 1862; — Cassation, 31 mai 1862). Mais, disent MM. Briand et Chaudé, page 955 de leur *Manuel*, on a fait valoir contre cette jurisprudence des arguments très sérieux. Il est permis, dit-on, aux hôpitaux, par l'art. 8 de la déclaration de 1777, d'avoir une pharmacie, et la loi de germinal ne contenant pas de disposition contraire, cette faculté leur est conservée; mais, tout en leur concédant le bienfait d'une pharmacie particulière, incessamment ouverte à leurs besoins, la législation a entendu que ces pharmacies ne deviendraient jamais des établissements de commerce privilégiés, qui feraient aux autres pharmacies légalement ouvertes une concurrence d'autant plus injuste et plus funeste, qu'elles n'ont pas à supporter comme celles-ci, les charges de loyer et de patente : de là la prohibition contenue dans le même arrêté. — Cette interdiction formelle, inspirée par des motifs qui subsistent aujourd'hui dans toute leur force, n'a été abrogée ni expressément, ni tacitement. D'une part, en effet, la loi de germinal, en statuant sur la police de la pharmacie, loin de détruire toutes les lois préexistantes, renvoie au contraire formellement aux lois antérieures pour les objets qu'elle ne règle pas (art. 29 et 30); elle n'abroge que les lois antérieures contraires à ses dispositions; or rien de tel ici. D'autre part, la loi du 2 mars 1791, que l'on invoque aussi, n'a fait qu'abolir les jurandes et les maîtrises, et le décret du 14 avril 1791 dit formellement que toutes les lois, les statuts et les règlements relatifs à la pharmacie continueront d'être exécutés. En fait, d'ailleurs, par qui sont vendus les médicaments, dans les hospices possédant une officine dirigée par un pharmacien ? C'est en général par les sœurs de charité. Or, elles n'ont pas le droit de débiter des médicaments, elles se rendent coupables d'exercice illégal de la pharmacie, et le pharmacien est leur complice. A ces motifs, vient s'en ajouter un autre, pour ceux qui pensent, en s'appuyant sur les arrêts récents du 23 juin 1859 et du 23 août 1860 de la Cour de cassation, qu'une pharmacie ne peut être tenue par un gérant, et qu'il y a exercice illégal toutes les fois que le pharmacien n'est pas propriétaire de la pharmacie elle-même. Le pharmacien, en effet, placé dans un hospice, n'est que gérant et non propriétaire ; il peut sans doute préparer les médicaments nécessaires à l'hôpital, puisque la loi le lui permet, mais il ne peut pas vendre au public les médicaments d'une officine qui ne lui appartient pas.

Dans tous les cas, et même si l'on admet que les hôpitaux aient le droit de vendre au dehors des médicaments, il ne faut pas oublier que l'autorité supérieure, sous la surveillance de laquelle ils sont placés, conserve toujours le pouvoir de leur interdire le commerce, lorsqu'elle le juge à propos. C'est ainsi que l'instruction ministérielle du 31 janvier 1840, rappelle « que les pharmacies des hospices ne doivent être affectées qu'au service de l'hôpital, que, créées pour les besoins des malades, elles ne doivent pas faire concurrence à l'industrie particulière » ; et qu'une lettre adressée par le ministre de l'intérieur au préfet du Rhône le 29 janvier 1841, sur la réclamation des pharmaciens de Lyon, lui recommandait de faire exécuter cette instruction.

Dans une lettre adressée récemment au préfet de la Nièvre, et que M. Chatin, directeur de l'École supérieure de pharmacie, a bien voulu nous communiquer, M. le ministre de l'agriculture et du commerce établit que les *hospices même pourvus d'un pharmacien ne peuvent vendre de médicaments au dehors ;* ce pharmacien non *propriétaire de l'officine n'est qu'un prête-nom,* toléré pour le service intérieur de l'établissement.

En attendant qu'une loi nouvelle vienne déterminer, d'une manière précise, les droits des hospices, communautés religieuses et autres, les inspecteurs des pharmacies pourront consulter avec intérêt les conclusions suivantes, qui résument l'état actuel de cette importante question :

1° Les communautés religieuses et hospices sont autorisés à avoir une officine pour leur usage particulier.

2° Dans les hospices où il n'y a pas de pharmaciens, les sœurs de charité qui les dirigent ont le droit de préparer elles-mêmes certains médicaments magistraux, n'exigeant pas de connaissances pharmaceutiques étendues, et dont la nomenclature a été fixée par l'instruction rédigée par la Faculté de médecine le 9 pluviôse an X.

3° Dans ces mêmes hospices, les médicaments composés doivent être fournis par un pharmacien du dehors.

4° Dans ces mêmes hospices, les sœurs placées dans ces établissements n'ont le droit de vendre au dehors aucune espèce de médicaments.

5° La jurisprudence décide que les hôpitaux possédant une pharmacie dirigée par un pharmacien peuvent être autorisés par l'administration à vendre au dehors, et pour leur compte particulier, des médicaments, soit officinaux, soit magistraux. Mais l'autorité conserve toujours le droit de leur interdire ce commerce, lorsqu'elle le juge à propos. Cependant, cette dernière question est très controversée, car une lettre adressée récemment au préfet de la Nièvre par le ministre de l'agriculture et du commerce établit que les hospices, même pourvus d'un pharmacien, ne peuvent vendre des médicaments au dehors.

Y a-t-il exercice illégal de la pharmacie, lorsque la distribution des médicaments est gratuite? Il résulte de nombreux arrêts (Cassation, 18 juillet 1845; — Amiens, 10 février 1854) qu'il y a exercice illégal de la pharmacie lors même que la distribution des médicaments est gratuite. En effet, la loi ne distingue pas entre la distribution gratuite et la vente; et cette distribution, qu'elle soit faite par un médecin, ou par tout autre individu non pharmacien, constitue une infraction à la loi : « attendu que les mots *livrer* et *fournir* employés par la loi présentent un sens indistinctement applicable à toute distribution de médicaments, soit gratuite soit rétribuée; que les lois de la pharmacie sont des lois de police et de sûreté générale; qu'elles ont pour but, non de favoriser un monopole commercial, mais de protéger la santé publique; qu'il n'y a pas lieu dès lors de rechercher si le contrevenant a eu pour mobile un sentiment d'humanité ou un motif de lucre. »

Malgré ces décisions, nous pensons qu'on peut permettre aux religieuses ou autres personnes de distribuer gratuitement aux malades pauvres les médicaments simples ou magistraux urgents dont ils pourraient avoir besoin, parce qu'en agissant ainsi elles font ce qui est permis à la charité et à la bienfaisance de tous les citoyens, ce que la morale conseille, et ce qu'aucune loi ne défend.

Devoirs des inspecteurs lorsqu'ils constatent l'exercice illégal de la pharmacie. — Les divers cas d'exercice illégal de la pharmacie signalés dans le cours de cet ouvrage doivent être rigoureusement surveillés par les inspecteurs des pharmacies. Après les avoir constatés, les inspecteurs les consignent dans le rapport qu'ils adressent à l'autorité préfectorale ; et celle-ci saisira du délit le ministère public, qui exercera les poursuites nécessaires contre les délinquants.

Le ministère public, en exerçant des poursuites contre ceux qui se livrent à l'exercice illégal de la pharmacie, agit en exécuteur de la loi, et au nom de l'intérêt général ; et il n'a pas besoin, pour obtenir une condamnation des tribunaux correctionnels, de justifier d'un préjudice quelconque.

Il n'en serait pas ainsi si les pharmaciens poursuivaient eux-mêmes devant les tribunaux correctionnels la répression de l'exercice illégal de la pharmacie.

En effet, ce droit de poursuite, qui leur est accordé aujourd'hui par une jurisprudence constante, peut être exercé par les pharmaciens de deux manières. Ils peuvent :

1° *Soit dénoncer le fait au ministère public, et intervenir aux débats comme parties* civiles.

2° *Soit citer directement les contrevenants en police correctionnelle.* (Cette citation directe peut avoir lieu, ou lorsqu'après avoir dénoncé le fait au ministère public celui-ci n'a pas cru devoir poursuivre sur la plainte, ou qu'une ordonnance de non-lieu a été rendue.) Ces poursuites directes peuvent être exercées, soit isolément, soit collectivement par les pharmaciens ; mais, dans tous les cas, ils doivent alléguer un préjudice ; ils ne peuvent pas agir en se plaçant seulement en exécuteurs de la loi, parce qu'on invoquerait avec raison contre leur demande cette règle, qu'au ministère public seul il appartient d'agir au nom de l'intérêt public.

FORMULES

États et rapports que les inspecteurs doivent dresser. — Après avoir terminé les différentes visites dont nous venons de parler, la commission d'inspection doit dresser :

1° Un état nominatif, *par perception*, des individus visités, avec indication en regard de chaque nom, de la profession, de la résidence, de la taxe à imposer, en exécution de l'article 42 de l'arrêté du gouvernement du 25 thermidor an XI.

2° *Un état en double expédition*, dont l'une sur papier timbré, des frais auxquels les tournées de visite auront donné lieu, en indiquant la part afférente à chaque membre.

3° *Un rapport en double copie*, contenant le résultat détaillé des visites, et dans lequel seront consignées, pour y être donné telle suite que de droit, les infractions et les négligences constatées pendant les visites.

Ces états et ce rapport devant être dressés et rédigés d'après des formules consacrées par l'usage administratif, nous avons pensé que, pour compléter les explications qui précèdent, il était indispensable de donner les modèles de ces différents actes. Joindre les formules aux règles est le seul moyen de rendre celles-ci parfaitement claires, d'en faciliter l'application, et d'éviter les erreurs et les omissions.

Formule n° 1. — **État nominatif, par perception, des individus visités.**

NOMS DES PERCEPTIONS	NOMS DES INDIVIDUS VISITÉS	PROFESSIONS	RÉSIDENCES	TAXES
Angoulême.	M. X................	Pharmacien..........	Angoulême..........	6 francs.
	M. X................	Pharmacien..........	—	6 —
	M. X................	Droguiste..........	—	4 —
	M. X................	Droguiste..........	—	4 —
	M. X................	Épicier..........	—	4 —
	M. X................	Épicier..........	—	4 —
	M. X................	Herboriste..........	—	4 —
Blanzac.				
Rouillac.				

Fait à , le

Les membres de la Commission d'inspection,

Signatures.

Formule n° 2. — **État des frais d'inspection.**

N. B. — Doit être rédigé en double expédition : une expédition sur une feuille de papier timbré de 0 fr. 60; une expédition sur papier libre.

ANALYSES DIVERSES	NOMS DES ENDROITS VISITÉS par la commission d'inspection	NOMBRE de jours employés	PRIX ACCORDÉ par jour	SOMME PARTIELLE due à chaque inspecteur	SOMME TOTALE due à la commission d'inspection

Fait à , le

Les membres de la Commission d'inspection,

Signatures.

Formule n° 3. — Rapport de la commission d'inspection des pharmacies, épiceries et drogueries de l'arrondissement de...... à monsieur le Préfet du département de...

L'an mil huit cent.... le.... en exécution de l'arrêté préfectoral en date du.... nommant une commission prise parmi les membres du conseil d'hygiène publique et de salubrité de l'arrondissement de.... à l'effet de procéder en 18.. à la visite des pharmacies, drogueries, épiceries.

Nous soussignés M... docteur en médecine à..., M..., pharmacien de 1re classe à..., M... pharmacien de 1re classe à..., nommés par l'arrêté sus daté, et assistés par (le commissaire de police, le maire ou l'adjoint) des différentes localités de l'arrondissement de... visitées par nous, après avoir examiné attentivement tous les points sur lesquels devaient porter nos investigations, avons reconnu et constaté ce qui suit :

1° **Visite chez les pharmaciens.** 2° **Visite chez les droguistes.** 3° **Visite chez les épiciers.** 4° **Visite chez les herboristes.** 5° **Visite chez les docteurs et les officiers de santé ayant des dépôts de médicaments.** 6° **Visite chez les vétérinaires.** 7° **Visite des dépôts et des fabriques d'eaux minérales.**	1° Dire s'ils se conforment aux lois, règlements, obligations rapportés aux différents chapitres qui les concernent. 2° Signaler les contraventions et les noms des délinquants. 3° Indiquer les noms de ceux chez lesquels on a trouvé des substances altérées ou falsifiées. — Désigner les substances. — Dire si la saisie a été faite, et si la mauvaise préparation des objets constitue le délit de police correctionnelle prévu par la loi de 1851 et par l'art. 423 du Code pénal.

8° *Recherche des établissements exerçant illégalement la pharmacie.* — Dire s'il y a eu des recherches faites, ou s'il n'y a pas eu de recherches. S'il y a eu des recherches, indiquer si les visites ont été faites conformément à la loi. Signaler les cas d'exercice illégal constatés. Rapporter les articles de lois contre lesquels ont été commises les infractions.

9° *Observations générales.* — Traiter sous cette rubrique les désidérata, les inconvénients, les avantages, etc., etc.

Après avoir ainsi procédé à l'accomplissement de notre mission, nous avons rédigé le présent rapport qui a été écrit par l'un de nous M... et signé par tous, après lecture.

Fait à le

Signatures des membres de la commission.

TABLE ANALYTIQUE DES MATIÈRES

Visite chez les pharmaciens.

Visite chez les droguistes, épiciers, confiseurs.

Visite chez les herboristes.

Visite chez les docteurs en médecine et officiers de santé ayant des dépôts de médicaments.

Visite chez les vétérinaires, maréchaux-experts ayant des dépôts de médicaments.

Visite des dépôts d'eaux minérales naturelles et artificielles.

Recherche des établissements exerçant illégalement la pharmacie.

Formules.

TABLE ALPHABÉTIQUE DES MATIÈRES

T

V

8586-79. — CORBEIL. TYP. ET STÉR. CRÉTÉ.

8586-79. — CORBEIL. Typ. et stér. CRÉTÉ [illegible]

www.ingramcontent.com/pod-product-compliance
Ingram Content Group UK Ltd.
Pitfield, Milton Keynes, MK11 3LW, UK
UKHW020333230726
13925UKWH00002B/768

9 782013 672955